偽者クラスタ

表面上はうまくやっているけれど「自分は本物ではなく、偽者である」という虚無感を拭うことのできない、現代のパーソナリティを持つ人々のこと。

In And Out

流れ弾に当たるようにして目が覚めた。

ひとりではいられない。ひとりではいられないのに青い導線をどこまでも遡って、わたしはわたしの夜を閉じていく。いつみたのか分からない記憶がないて、その口元はへんな形に折れ曲がっていた。笑っているんだか泣いているんだかどっちでもかまわない。だけど寂しい夜はレンタルしないでほしい。区役所通りのスクリーンにうつったわたしの、身勝手なナレーションが響いて、消えた。

自分らしさと自分らしさの間に偽者がしんでいて、
それを見ているわたしの声にもふたりの嘘が少しずつ滲んでいる。

ふたりでいてもひとり。ゴミだらけのネオンが雰囲気で並んで、生きてはおれない色の姿で悪者を装っていた。今日だけの恋人たちが日常と日常の合間を駆け抜けていくその軌跡だけは本物みたいにみえた。

きみのことを考える、そんな人はどこにもいない。きみのことを思い出す、それは誰かも分からない。わたしは何処にも辿りつかないように、夜中の景色を歩いて、正体不明のきみを想って泣いた。いつか流れ弾に当たりますように。願いつづけていれば、いつか本当の街に本当の時間が流れるかもしれないと、二時間三万円の恋人が戦場にひしめいている。寒くなってきたからなんとかかんとか、でたらめの模様で会いにいくのが嬉しくて、わたしはきっとこの街を出ることができない。

それが虚しいからまたない街でいない人を探して歩いていた。偽者の時間を繰り返している。愛も恋もない、友情も感情もない世界で、同じ日がまた来てまた終わって、一生銃弾が撃ち抜くことのないこの顔には、笑ったふりがよく似合っていた。

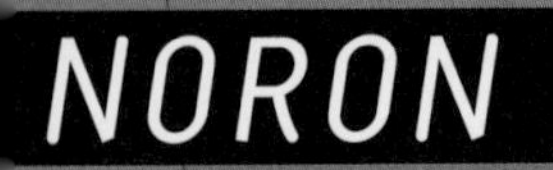

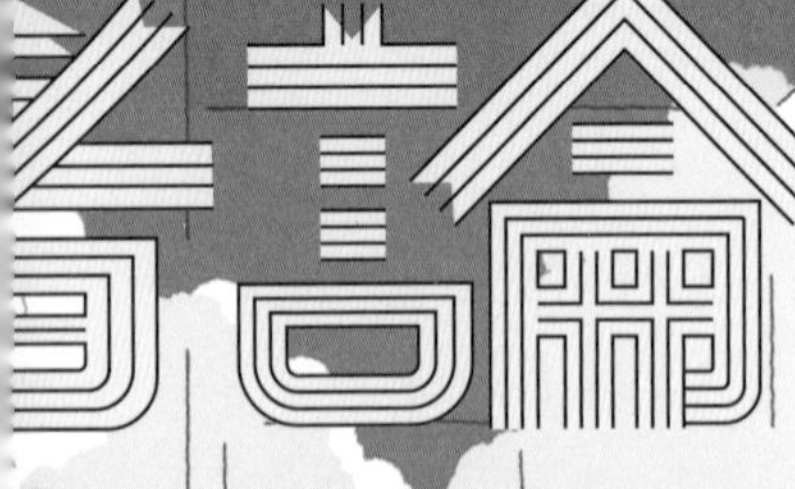

ality Cluster

Kamiyu

金原出版
株式会社

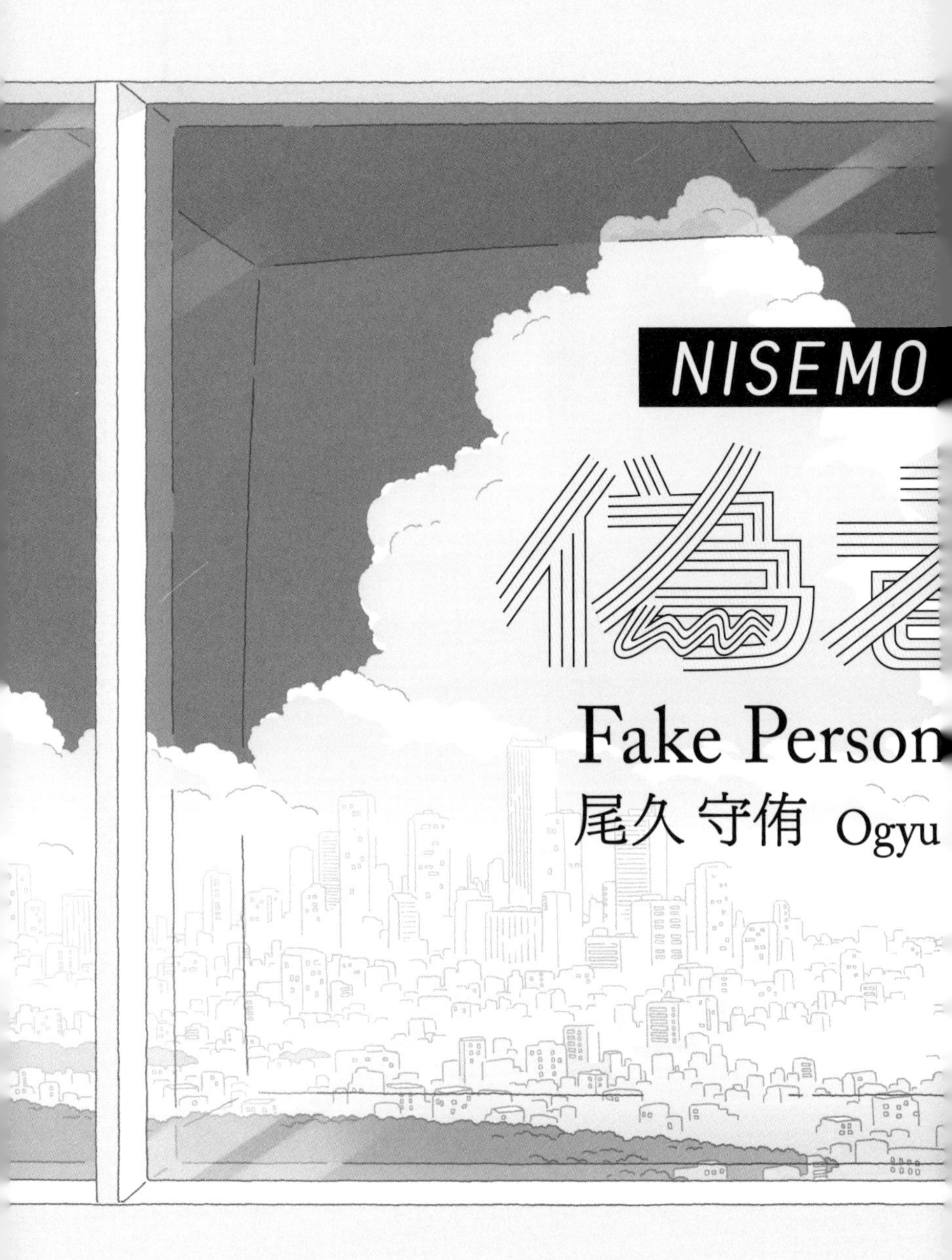
NISEMO
偽
Fake Person
尾久 守侑 Ogyu

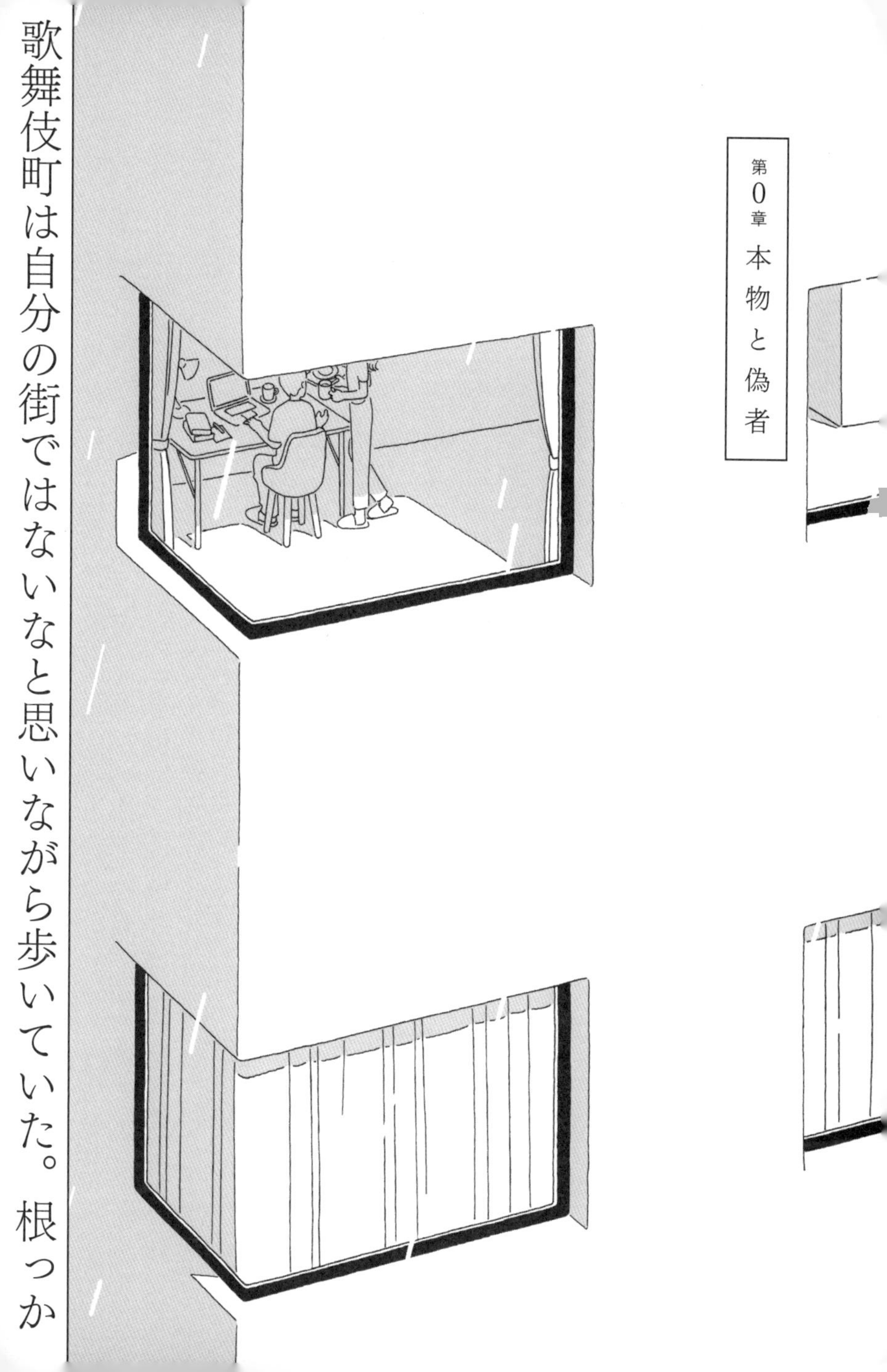

第0章 本物と偽者

歌舞伎町は自分の街ではないなと思いながら歩いていた。根っからの優等生体質なので、不良感が漂っている人がうろうろしているだけで全くリラックスできない。というか普通に怖い。

深夜、髪の毛の色のおかしい若い男女が車座になって顔をつきあわせていて、なにかの儀式をしているように見える。散乱したゴミが舞っている。怖い。歌舞伎町を抜け、新宿六丁目の交差点から明治通りを歩いて東新宿駅に向かう。向かいからホテルのパジャマを着たままの女性3人組が歩いてくる。歌舞伎町散歩、あるいは肝試し、あるいは。

いずれにしても私は、特に理由もなく歌舞伎町を歩いていた。やることはたくさんあるのだが、それから逃げていればなにもすることはないので暇なのである。家庭を持てばこうはいかないだろう。育児を放棄して歌舞伎町に繰り出し、飲酒をしたりキャバクラに行ったりするならまだしも、ただ歌舞伎町をぶらぶら歩いていたらそれこそ意図不明で怖い。

妻も私がこのような異常行動に及んでいると知ったら、怒りよりも先に不気味に思うだろう。私に妻はいないのだが、それでもだ。

東新宿から大江戸線に乗って帰る道すがら、このふわふわした生活は一体いつまで続くのだろうかと不意に思う。

なにか生活に不自由しているわけではない。仕事はやりがいがあるし、人間関係にもなにひとつ問題を抱えていない。ときに苦手なことに取り組まないといけないのは心の重荷だが、とはいえそれは比較的よくある悩みであって発狂するほどのものではない。むしろぜいたくな悩みであるといえる。

しかし、どうも私の中には真っ暗な虚無が広がっているように思う。うまく説明できないのだが、この虚無みたいなものが、私にそれなりに強い苦痛を発生させている。この虚無がときどきぶわっと体内に広がる瞬間があって、そういうときは自分が無になった感覚があるし、お祭りのときにだけ音楽に合わせて踊る道化師のような空っぽの存在なのではないかという気がしてくる。あるいは中が空洞になっている、人そっくりの人形とか。

おそらくその虚無は、ほんとうは「偽者」なのではないかという、根底にある自分に対する疑念からきている。なにかが偶然うまくいく、褒められる、本物っぽい雰囲気が出る。だからなんとなく本物風に振る舞う。だけどその外面的なものと、私の実感には乖離がある。私が真にすごいわけではない、ということがなんとなく透けていて、真実の目を持った人にはそれを完全に見抜かれているのではないかという気がしてくる。

うまくいってるぜ、という嘘くさい雰囲気に同化してノッているとき、私はこの気持ちをいっとき忘れているのだが、ふとした瞬間に、ほんとうは中身のない人間なんだ、偽者なんだ、ということを感じざるをえなくて、真っ暗な虚無が全身を襲う。

普段、私は精神科医として病院で働いている。プロとしてやっていくのに過不足ない一通りのトレーニングは受けたし、資格もとった。毎朝起きて出勤するのは、中高時代の過剰適応モードがない今ではかなり辛くて、実はそれなりに毎朝行くかどうか迷っているのだが、なんだかんだで休むこともなく出勤して、なんとなく病棟や外来で診療をして家に帰ってくる、という生活が破綻なくできている。

行動だけみると、当直も連勤もしているし、仕事中にキャパオーバーになって泣いたり、倒れたりするようなこともない。完璧に適応している。ＷＨＯの健康の定義では、などと持ち出すまでもなく、他覚的には健康に映るだろう。健康どころの騒ぎではない、健康以上である。

しかし、私のなかでは、どうもこの定期的に襲ってくる真っ暗な虚無のことを考えると、健康だけど〝病んでいる〟という状況は成立しうるなと思う。

などというと、私の痛みがあなたのような健康で恵まれた人に分かるものか、という人が登場するのはただちに予想できて、あなたに比べて私は、という議論がここには持ち込まれる。そうすると、さらにその人に対しても紛争地帯の子どもはもっとなんとか、という話が対抗馬としてあてがわれる。

人は誰も世界最弱にはなれない。世界最弱という立場から発していないと説得力のない言葉というのがしばしばあるが、人の健康については特にそういう文脈になりがちである。

誰しもが固有の脆い側面があり、真っ暗な虚無に相当するものがある。それは比較するものではない。しかし、その主張は公共性を持たない。公開した瞬間に「あなたに比べて私は」の無限連鎖が始まってしまうからである。

それが分かっているから、皆ギリギリに追い込まれるまで自分の脆さの存在を抑圧している。診療所に初診でやってくる人が「こんなので受診していいのかって迷ったんですけど」から口火を切ることが非常に多いのもそのためで、「休職中の経理課の〜〜〜さんのほうが具合悪そうだったし」といった比較により自らを相対的に健康と考えねばならない外圧との葛藤の表れであろう。

皆、それぞれの固有の脆さがある。この当たり前の前提の共有から始めたい。

私の脆さ、それは私が偽者だという感覚から発生している。この感覚自体は、いつからだったか覚えていないが、昔から持っていたと思う。

人生のあるところで、自分は王道キラキラ街道を無条件で進めるタイプの人間ではないのだと気づいた。いやいや、十分王道キラキラ街道を歩いているじゃないですか！という人がいるかもしれないが、これも先ほどの世界最弱の話ではないが、相対的な話である。私が「この人は王道キラキラ街道を歩いてるな〜」と思う人のなかにも、自分は王道ではない、偽者であると感じている人はいるはずであり、客観的に見てどうかということではなく、主観的にどうかという話だと考えてほしい。

私は特に21歳以降の10年くらいを、王道からの逸脱、偽者という自己認識から過ごしてきた気がする。王道のアイツがこうしている、ならば偽者の私はこうする、というような文脈で行動を決定してきたように思うのだ。

このように認識せずとも楽しく暮らしていける人は当然ごまんといるはずで、その偽者である、と考えざるをえなかったところに、私の起点は存在しており、そういう自分とは一体何者なのか、ということを考えたいと思った。

考えるにあたって、ヒントとなった人が2人いる。

1人は、下痢・嘔吐を主訴に内科外来にやってきた20代の女性だった。その女性は、頭痛や発熱が先行する嘔吐・下痢で、カンピロバクター腸炎だったのだけれども、話していていつもと違う感覚をおぼえた。本物っぽいのである。カンピロバクター腸炎の患者に本物も偽者もないのだが、謎の本物感を放っており、しかもそれはこちらが不快になったり、恐怖を感じたりするようなものではなく、とても親近感をおぼえるようなものだった。なぜか、目が合っただけでこちらの言っていることが完璧に伝わるような雰囲気、そして同時に向こうがなにを言おうとしているのかも分かるような雰囲気を感じた。これって恋? そう思った。

それが今の妻である。

という展開にはなることはなく（そもそも患者だし）、二度とその患者と出会うことはなかったわけだが、そういう謎の体験がまずあった。

そして2人目は、コロナが流行するだいぶ前に新宿御苑あたりで飲食をした20代の女性だった。ＬＩＮＥをしている時点では分からなかったのだが、お店ではじめてお会いした瞬間に私はまた謎の本物感をおぼえた。この人は本物だ、そういうオーラを放っていた。曰く言い難いこのオーラ、なんといえばいいのだろう。私たちはアヒージョ的なものを食べ、彼女の語る話を聴いた。本物のアヒージョに、本物のバゲットをつけて食べながら聞いた彼女の話は大きく頷きたくなるような本物の話だった。本物の海老の殻が剥きづらくて手がベタベタになった。それすら本物らしいと思った。

彼女からも同様に目が合っただけでこちらの言っていることが完璧に伝わるような雰囲気、そして同時に向こうがなにを言おうとしているのかも分かるような雰囲気を感じた。当然のことながらこれって恋？ そう思った。

それが今の妻である。

という展開にはならなかった。本物の恋ではなかったからである。ではまた誘います！ などと言って別れた25秒後くらいから急速にどうでもよくなり、まあこれ以上会わなくてもいいかなとなんとなく思ったし、向こうもたぶんそう思っているような気がした。音信不通になった。恋の予感は的中率が著しく低かった。

何年か前に出会ったこの2人のことを、私は完全に忘れていた。しかし、コロナ禍で自宅に蟄居し、全てのやる気をなくしてNetflixで『愛の不時着』という韓国ドラマをぼんやり視聴しているとき、いや、もっと正確には、世を舐めてきた韓国の詐欺師が本物の愛に目覚め、北朝鮮の令嬢を命を懸けて救出するために自らの航空券を歯で破って引き返すシーンを観たとき、なぜか、突如、天啓のようにある仮説が思い浮かんだ。

これって恋？と思ったけど、そうではなかった2人と私は似ているのではないか。私も彼女たちも、「本物感」によって人とコミュニケーションをとるという術を用いているだけで、実は偽者というか、大したやつではないのではないか、そう思ったのである。

妙な親近感を抱き、一を言えば百伝わる感じが互いにあったのも、その「本物感」を放つことで人と関わるという技法の現れにすぎなかったのではないか、そういう気がした。

暇を持て余していた私は、今日こそは取り組もうと思っていた科学論文の執筆を放擲してコピー用紙を取り出し、2人＋私の共通点について抽出、これを白紙に書き込んでいった。

次に、この抽出した項目のなかで、「2人＋私」のコアとなるような特徴のみを残した。そしてこのコアとなる特徴を満たす人が世間にどれくらいいるのか、診察の場やプライベートを問わず探していった。一体私は論文も書かずになにをしているのだろうか。そのような問いが何度も脳内を去来した。しかし私は惑わずに調査を続けた。

すると、驚くべきことに、この2人ほどではないものの、まあまあな数の人が、このコアとなる特徴を持っていることに気づいた。彼ら彼女らは、ある相似形のコミュニケーション様式や、世間に対する態度を持っているようにみえた。私はこの私に似た人たちに「偽者クラスタ」という名前を勝手につけた。

そこで満足してこの件については忘れてしまえばよかったのだが、今度はこの偽者クラスタが、精神医学・心理学的には一体なんなのか、ということが精神科医である私としては気になってきた。私が「偽者クラスタ」と認識した人々は、ひょっとしてなにかの病気なのではないかと思ったのである。

しかし、偽者クラスタのなかで、非診察場面で出会った人や私は、精神科の受診閾値を超えていない。そうすると少なくとも〝病気〟ではないのではないかという気がする。

そこから考えると、私や、私がプライベートや診察室で見出した偽者クラスタの人々は、ある人格特性（パーソナリティ）のサブタイプを持っているのではないかという結論に至った。

パーソナリティといって思い出すのは、私が職業上で出会う「パーソナリティ障害」と呼ばれる〝病気〟である。これは、ある特定のパーソナリティを持った人が、うつになったり、不安が高じたり、人とトラブルを起こしたりして、精神科を受診したときにつけられる〝病名〟だが、受診閾値を超えずに暮らしていれば当然〝病名〟はつかないのであって、特定のパーソナリティを持った人、ということになる。

パーソナリティというのがなにを指すのかいまひとつピンとこない人のために具体例をあげれば、たとえばサイコパスという言葉を聞いたことがある人がいると思うが、あれは「反社会性人格」というパーソナリティのサブタイプのひとつである。それから「自己愛性人格」だとか「境界性人格」だとか「ヒステリー性人格」だとか、そういったのもそれぞれパーソナリティのサブタイプのひとつである。ただ、このサブタイプというのは、過去に複数の偉い人がさまざまに定義しており、明確な輪郭というものを持ち合わせていない。

つまり、ある人のパーソナリティを考えるとき、どれかひとつのサブタイプの特徴を顕著に持ち合わせている人、というのはいるのだが、偉い人Aの理論からすればZというサブタイプだが、偉い人Bの理論からすればYというサブタイプになるし、偉い学会Cの理論からするとXというサブタイプ＋Y～Zの中間のサブタイプも持っている、みたいなことになりがちである。

そういう意味で、私の見出した偽者クラスタの人々は、少なくとも誰がみてもAというサブタイプ、と決められるようなものではなかった。学派・理論によって意見がばらけたり、対応した精神科医によっては「あなたは健常」と呼ばれる可能性があるものである。

私がみつけた偽者クラスタのコアをなす特徴は、以下の5つ――（1）世間体・対人への過敏性、（2）正確すぎる周波数合わせ、（3）心の距離の調節障害、（4）健常への擬態、（5）虚無と諦念、である。次章以降でそれぞれについて説明していく。

さて、今回の研究（?）では、まず自分に「心根」が似た人を組み入れ、その人たちを観察する、という手法をとっている。これには大きな問題がいくつかある。ひとつは、私個人の主観をもとに判断しているため、ここに記したことは「似ていてほしい」人に自分の問題を投影しているだけという可能性があることである。診療場面でも、相手のなかに自分のみたいものをみてしまうということは非常によくあることであり、この研究においてもその要素を完全に排除することはできない。この問題については、偽者クラスタというものが存在すると仮定して行った日々の生活や診療において、認識の微調整を行うことである程度の修正を得たと思っている。

少し話はずれるようだが、これは医師がある疾患の「軽症例」の特徴を身につけるときの感覚と似ている。「軽症」というのは、客観的な診断基準は満たさないものの、その病気特有の表現がわずかに発露されている状態である。病歴や症状、検査データなどを総合的にふわっと判断して「○○病の軽症例」と判断するわけだが、これは主観が大きく関係する作業である。それを意識すると最初は全ての病気が○○病の軽症例にみえる、という時期が必ずある（ここで止まるとトンデモ医師が誕生する）。しかしよくよく観察していくと、これは違ったなとか、考えすぎていたな、という例がいくつもでてきて、その度に認識が修正されていくことになる。この作業をある程度継続していると、「○○病の軽症例」と、そうではないものの区別ができるようになってくる。治療がうまくいくようになる。

今回は診療ではないのだが、まあ手法としては、このような流れを踏んだ。つまり、最初は全て自分と同じクラスタにみえたわけだが、だんだんこの人は違う、この人も違う、となって、ある個人的な視点からみて均一な集団が「個人のなかで」形成されていく。そしたら今度は、この均一な集団を構成する人を観察し、共通する特徴を見出していくわけである。上述した5つの特徴は、このような過程を経て抽出された。

さて、もうひとつの問題としては、そもそも私の自己研究を、どうして書籍にする必要があるのか、という公開の必然性についての問題である。

ひとつは、あるパーソナリティを持つ人の研究という意味合いである。パーソナリティ障害の研究というのは従来、受診した患者や、研究参加を希望した一般人に対して行われてきた。そこにはそもそも「受診している」「参加を希望している」という選択バイアスがあり、受診したり研究参加を希望していない一般人の特徴は含まれていない。

しかし、特に理系の学術論文などを書く際は、ある信頼性の担保のためにどうしてもこのような手続きというのが必要になるのであって、これは仕方がない。本書はそのような過程を省き、ただ私が主観的に感じたことを可能な限り研ぎ澄ませて得た結果を記述しただけであって、そういう意味での学術的価値はない。しかし、そんななかにも、ある種の真実の煌めきのようなものはあると思っていて、その光景を見せたいという欲求が、私のなかにはある。

もうひとつは、当然いまの話と呼応してくるのだが、「偽者の当事者研究」という意味合いである。当事者研究というのは、統合失調症や発達障害など、ある特定の病名を持つ患者自らが、その体験から自分と自分の病気についての考察を立ち上げていくというスタイルで行われる研究手法である。当事者としては自らの理解というモチベーションの方向性がまずあり、学術的にはその疾患の当事者側から見た世界についての重要な情報になるわけだが、それを本研究に当てはめてみれば、当事者として自らを理解するというモチベーションがまずあり、それは公的には、「ふつうにみえるけど、自分を偽者と思っている人」の世界についての重要な情報になるはずである。

「ちょっと待ってください！ ふつうにみえる人の世界なんて、なにも特殊じゃないし、重要でしょうか？ 先生」と講義もしていないのに質問をしてくる正体不明の学生がいるので答えざるをえないのだが、「ふつうにみえる」ことで隠されてしまう個の世界があるのである。「ふつうにみえる」ことで、大したことないと世間から見なされたその人の固有の問題は抑圧され、なかったことにされてしまう。しかし、その水準で密かに困っている人というのは多数存在している。それは、前述したように〝病名〟のついている人の苦しみと比較すべきものではたぶんない。

さてこのような話をしていると「誰もが当事者！ たちあがれ！」みたいな汎当事者論を唱え出す人がいるのだが、そういう「誰もが」みたいな文脈には回収しないでほしいとは思っている。本書は、クラスタの話をしているようで、個別的な話をしているからである。

この序文を書いているうちに朝が来てしまった。「また徹夜？ 朝ごはん、できたわよ」後ろから妻がモニターを覗き込んでくる。雨の予報がニュースで流れている。8月のある日、コーヒーとトーストの匂いとともに本書は始まる。私に朝ごはんを食べる習慣はないし、私に妻はいないのだが、それでもだ。

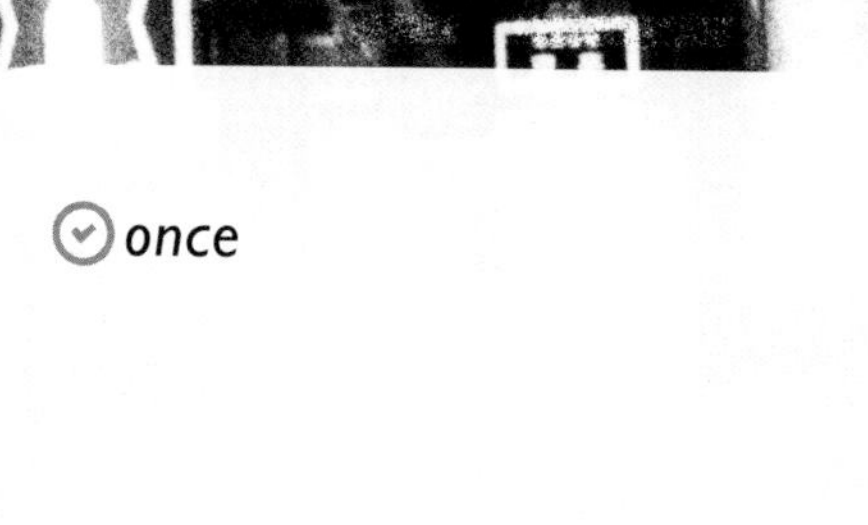

牽強男子

♡130

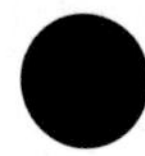

8月12日　99:99

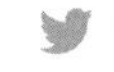

「要はなにか」と考える悪い癖があって、これが治らずに困っている。

もちろん良い点もある。たとえば読んだ本のほとんどの内容が、すでにこちらの知識の体系に組み込まれている場合、書いてあることに相当する感覚も持ち合わせているので、要はこういうことでしょ、という私の問いは大抵正鵠を射たものとなる。

しかし書いてある内容が自分の感覚にない新しいことであった場合、自分の持ち合わせている感覚でもってこれを説明することは困難である。まず書いてあることをそのまま理解しようと努め、それでも分からなけ

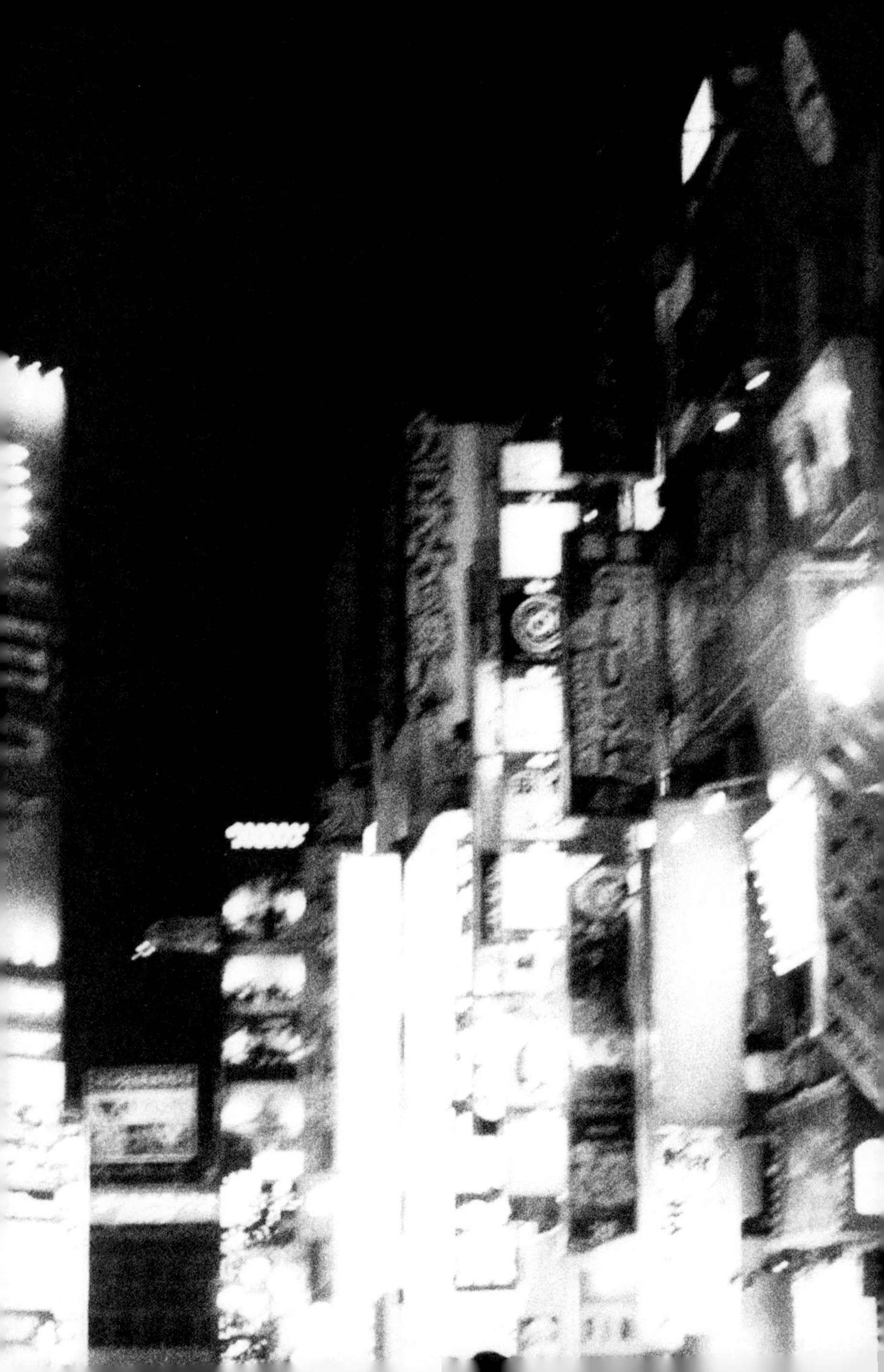

れば調べたりして、新たにその内容を取り込まねばならない。

なのに私は「要はこういうことでしょ」と自分の既に持っている感覚で、書かれていることを解釈してしまうことが多いわけである。

するとどういうことが起きるか。たとえば「この間貸したジャン・ポール・キャミーユの『ガパオライスの現象学』どうだった？」などと友人に聞かれた際にも、「あー、あれはガパオライスについて複雑なことが書いてあるけど、要はタピオカ屋が最近減ったよねってことを言ってるんでしょ？」などと見当違いの話をしてしまい、「いやいや、あれはガパオライスの現象学について書いてある本であって、どこにもタピオカの話なんか出てこなかったじゃん……」などと友人にドン引きされてしまうことになる。

つまり、分からない、自分のなかにないことについて考えるとき、調べたり尋ねたりせず、自己流の解釈をしてしまうのである。

このように結びついていないものを、強引に結びつけることを牽強というが、なぜ私が牽強をするかと考えると、ひとつは極度のめんどくさがりだからである。

分からないことがあったときに、尋ねるとか調べるといったように思考を切り替えられず、知っていること

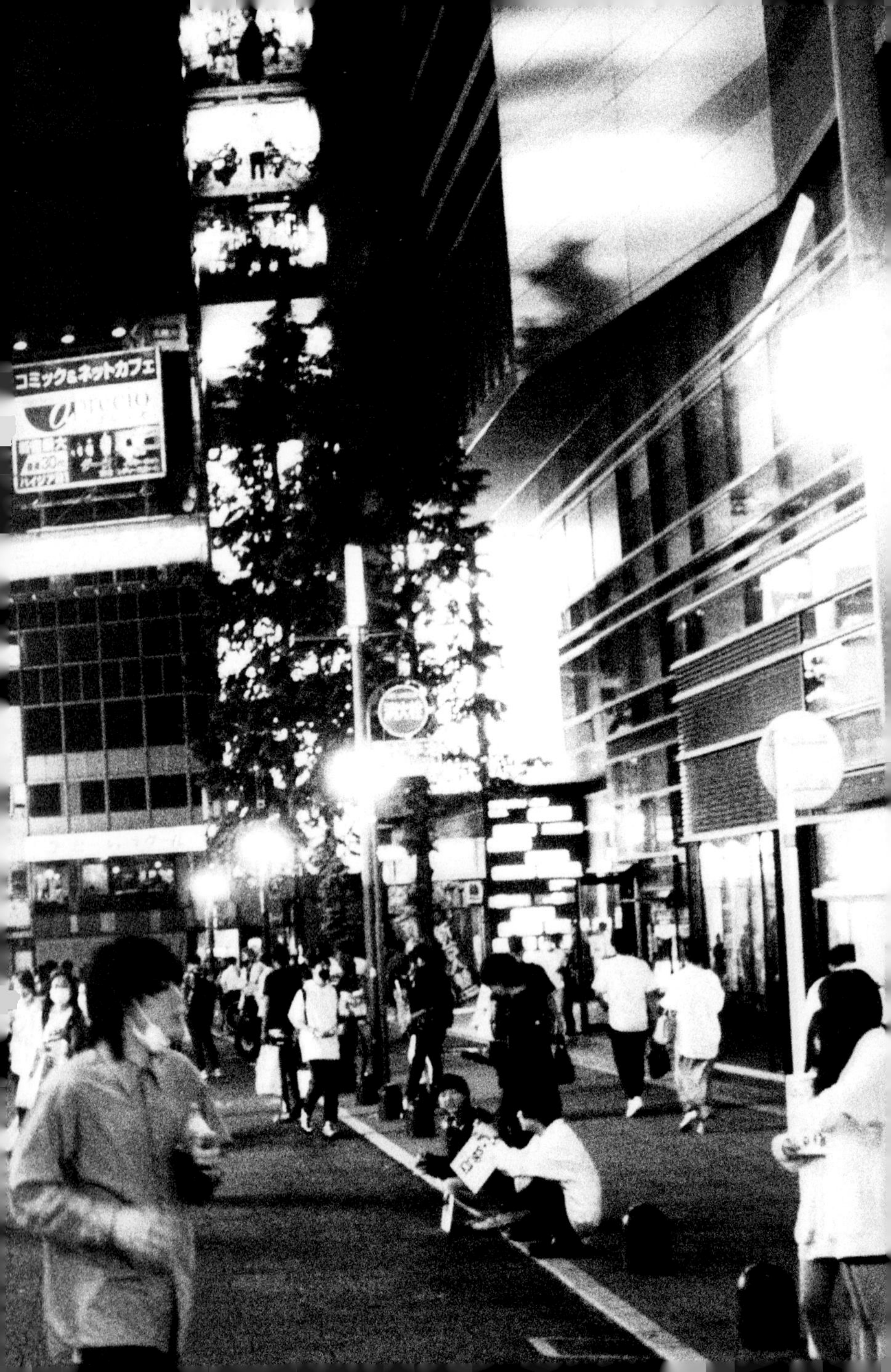
コミック&ネットカフェ

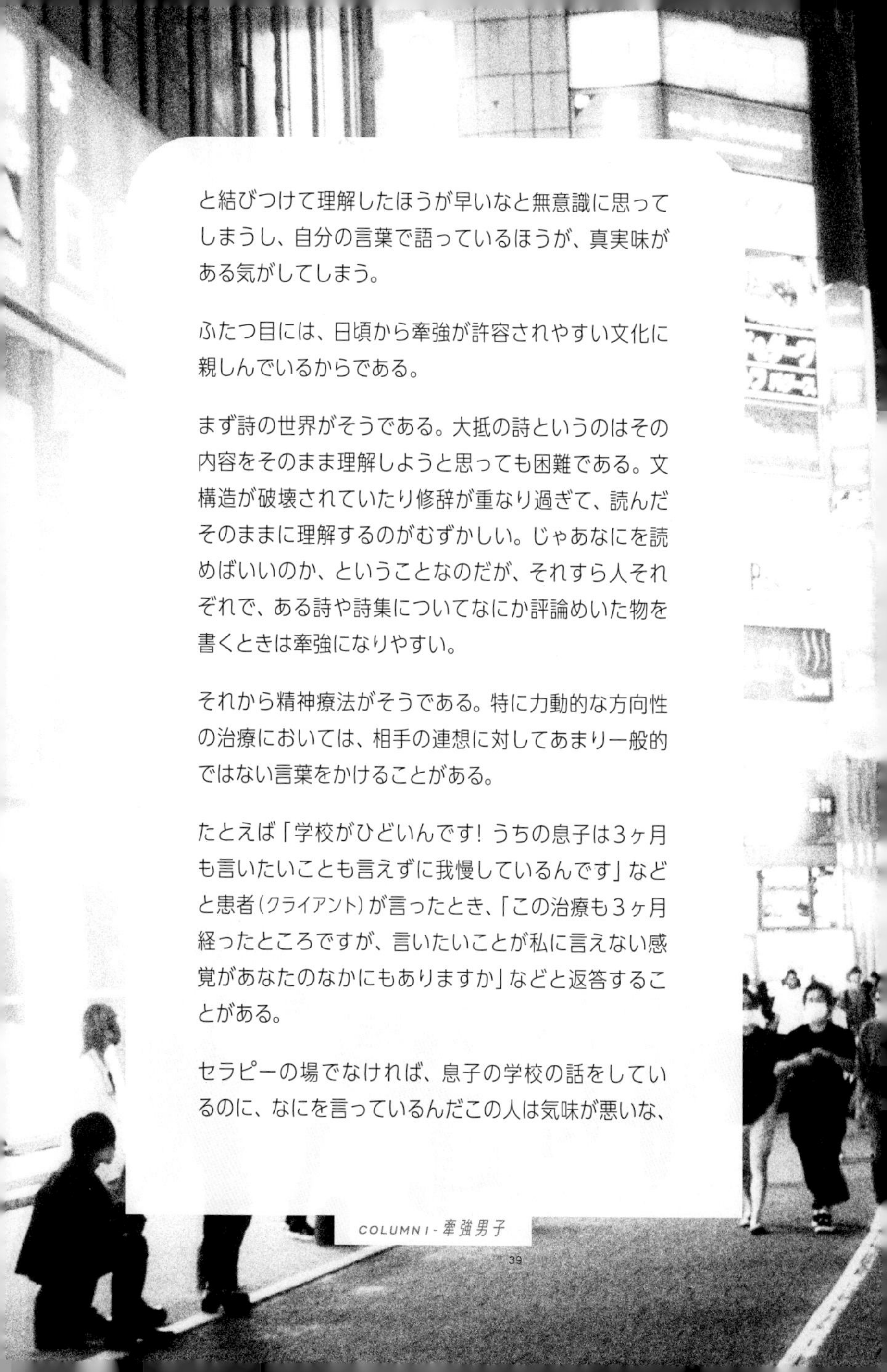

と結びつけて理解したほうが早いなと無意識に思ってしまうし、自分の言葉で語っているほうが、真実味がある気がしてしまう。

ふたつ目には、日頃から牽強が許容されやすい文化に親しんでいるからである。

まず詩の世界がそうである。大抵の詩というのはその内容をそのまま理解しようと思っても困難である。文構造が破壊されていたり修辞が重なり過ぎて、読んだそのままに理解するのがむずかしい。じゃあなにを読めばいいのか、ということなのだが、それすら人それぞれで、ある詩や詩集についてなにか評論めいた物を書くときは牽強になりやすい。

それから精神療法がそうである。特に力動的な方向性の治療においては、相手の連想に対してあまり一般的ではない言葉をかけることがある。

たとえば「学校がひどいんです！ うちの息子は3ヶ月も言いたいことも言えずに我慢しているんです」などと患者(クライアント)が言ったとき、「この治療も3ヶ月経ったところですが、言いたいことが私に言えない感覚があなたのなかにもありますか」などと返答することがある。

セラピーの場でなければ、息子の学校の話をしているのに、なにを言っているんだこの人は気味が悪いな、

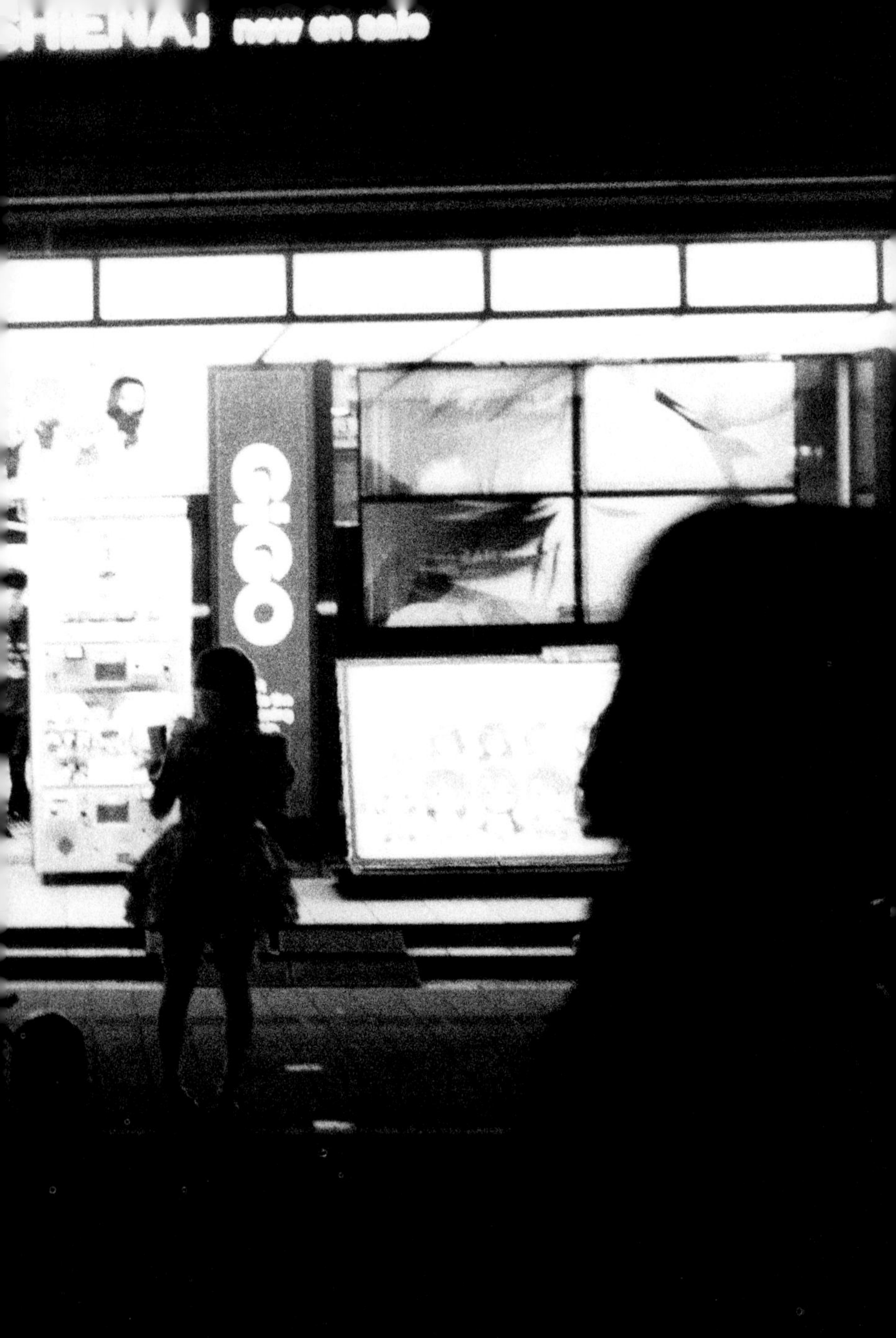
now on sale
GiGO

とか思うのが正常な感覚だが、セラピーの場ではしばしばこういう解釈が行われる。これは合っていることも間違っていることもあるわけだが、相手の言っていることに対して、そのまま内容を理解せずに、こちらの感覚の範疇で言っていることを変換して捉えており、ある意味牽強であるともいえる。

しかし、前者のめんどくさがることによる牽強と、後者の詩や精神療法における牽強では、話が大きく異なる。後者の牽強は、ある事柄とある事柄を少ない情報から関係があると結びつけてみるという試みにより、新たな発想や展開につながっていくことを意図するのに対し、前者の牽強は、提示されたものをそのまま理解することからただ逃避するために、自己に親和性の高い馴染みの思考に無理矢理当てはめているだけだからである。

馴染みの思考に結びつけてしまう、という話は人間関係の齟齬にもつながっていて、相手の言動をみたときに、実際は今その瞬間の文脈に規定された相手の言動なのに、勝手に自分のなかにある馴染みの思考で相手の言動を捉えてしまうことで、本当は全く嫌われていないのにひどく嫌われているのではないかと思ったり、いいところも悪いところもある人なのにものすごくいい理想の人みたいに勝手に思ったりしてしまいがちである。

いずれにせよ「要はなにか」を封印して生きていきたいものである。

このような文章を新宿駅構内のカフェで書いていたら、隣の席に座っていた50代くらいの太ったポロシャツ姿のおっさんと20歳前後の灰色チェックのワンピースを着た量産型女子が揉め始めた。なんでも、量産型女子はお茶をして1万円の対価をおっさんからもらう約束をしたそうなのだが、おっさんとしては「お茶」のなかにもっといろいろなものが含まれていると勝手に約束を拡大解釈して、量産型女子の髪や太ももを触ったりしたようなのである。量産型女子は怒っていた。

最初は量産型女子の怒りが優勢だったのだが、だんだんおっさんも逆ギレし始めて、なんだ！と怒鳴って量産型女子の肩を掴みどこかに連れていこうとした。量産型女子が危険だった。私はバンと机を叩いて、

「おい、やめろ、お嬢さんを離せ！」

と叫んだのだが、あたりを見回すとそこは新宿のカフェなどではなく、どこか見たこともない田舎の、だだっ広い夕方の草原に私はひとりで立ちすくんでいた。その田舎の牧歌的な風景も、じっと見ているうちにだんだんと歪んでおかしな模様のようになり、私はそのなかに吸い込まれてしまいたいような心持になっていた。

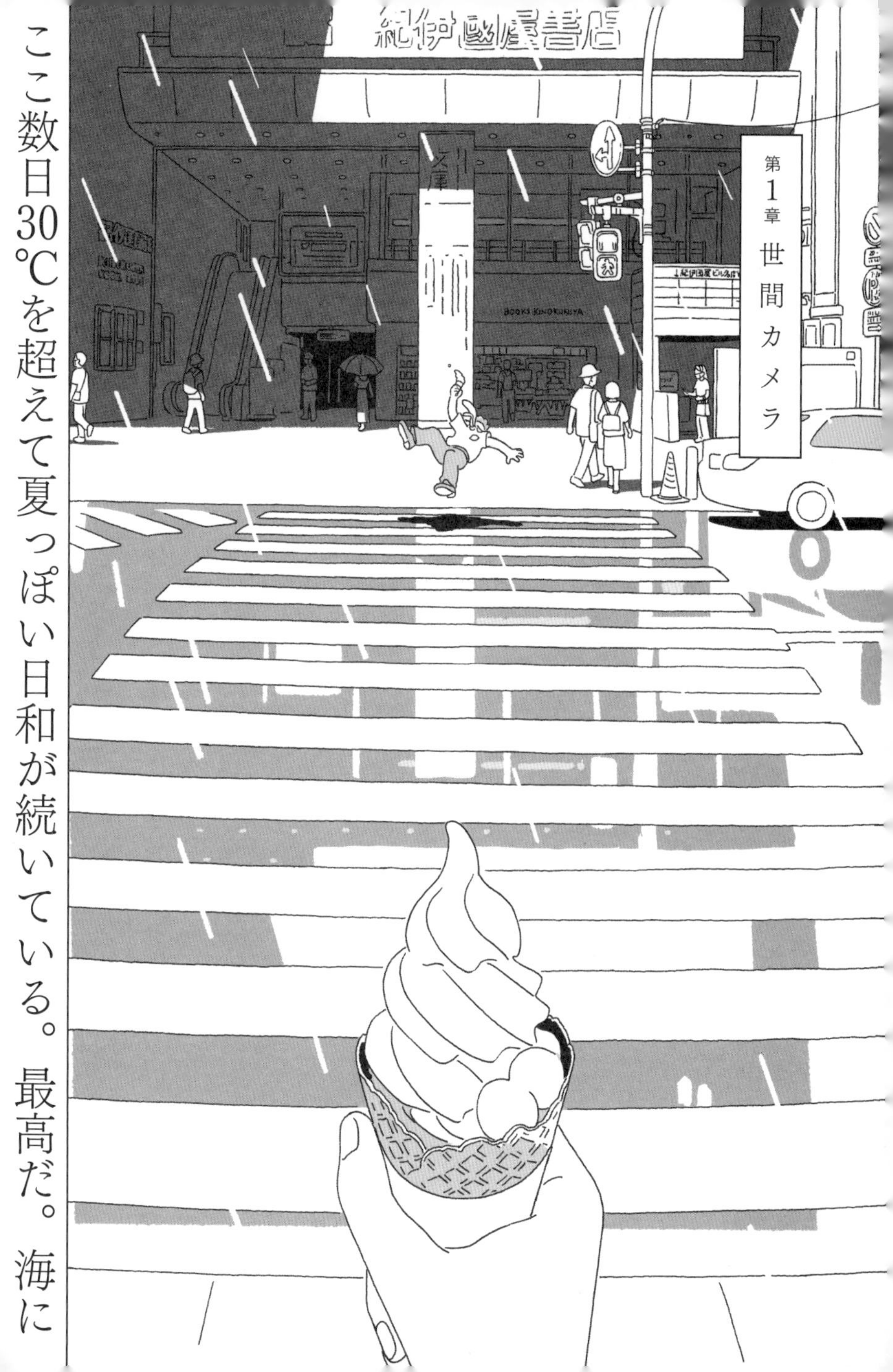

第1章 世間カメラ

ここ数日30℃を超えて夏っぽい日和が続いている。最高だ。海に行ったり、フェスで騒いだり、サークルの仲間と旅行にも行きたい。と、いきなり心にもないことを書いてしまった。私は普段から夏に海にも行かなければ山にも行かないし、フェスにも行かない。外出全般が苦手だからである。

サークルには入っていないし、そもそも私は大学生ではない。つまり、なにひとつ真実に近い要素がない夏についての感想を書いてしまったわけだが、それには理由がある。

街には緊急事態宣言が発出されていた。新宿駅東口は、今がこんなふうなら以前はどれだけ人がいたんだっけと思うくらい多くの老若男女でごった返していた。いつもの夏みたいだ。ひとりひとりの顔はマスクでよく見えず、しかし皆「限界」という雰囲気を漂わせているような気がした。

そんなことを考えながら歩いていたせいで、世間の空気感に敏感な私は自分の気持ちを脇にやって、その場の雰囲気を代弁するような記述をしてしまったのだ。

心にもないことを書いているとき、私の頭に浮かんでいたのは、新宿駅東口にいたような人々を最大公約数としたような読者である。

最初から一刀両断、「海なんて嫌いだ」とか言えばいいのだが、そのような雰囲気に見合わない極論を述べた場合、私を「極端な意見のやつ」「みんな海を楽しんでいるのに、空気をぶち壊した」「海が好きな人の気持ちを無視して楽しいか？」などと批判する声が聴こえてきて、こんな嫌なことを言われたり思われたりするくらいであれば、思ってもいないことを言ったほうがマシだ、と考えてしまうのである。

これは「海」を「山」に変えても「バーベキュー」に変えても「フェス」に変えても成立する。「俺バーベキューとか興味ないから」などと誤って本心を言ってしまった場合、クール系ぶることで場の親密な空気をぶち壊すダサい人間、場のノリに合わせられないやつという烙印を押され、「そんなこと言うんだったらサークルの合宿になんてこなければよかったじゃん！　もういいよ！」と同期のエミカに泣きながら怒られ、私はサークルにも入っていないし合宿にも参加していないしそもそも大学生ではないのに、架空の同期エミカを泣かせたやつという烙印をさらに押されて村八分、サークル八分にされてしまう可能性が高い。それは困る。

よって自分を偽って「よっしゃ、1年生は買い出しよろしくな〜! おいシンイチ、お前つまみ食いばっかしてるとまた太るぞ! お、そうか1年は俺がつくる伝説の焼きそばを知らないんだな。な? 去年のあれすごかったよなミユキ、よおし、お前ら今日は俺が」

などと私はひとりで、JR新宿駅東口改札付近で話していた。私は陽キャのつもりで快活に話していたが、通行人は私を避けていた。当たり前である。ひとりで快活に話している人間を、人は陽キャとは呼ばない。新宿紀伊國屋書店に行こうとしていたのに、私は改札前に立ち尽くして一心不乱に小劇を演じていた。私は一体なにをしたいのだろうか。

階段をのぼって、アルタの正面に出る。暑さはここ数日ほどではないはずだけど、人混みのせいか湿度のせいか極端に暑く感じる。ひどい夏だ。マスクなんかしていられない。反射的にマスクを外したくなって、いや待てよと思って周りを見渡す。

よく見ると驚くほどみんなちゃんとマスクをしている。ホスト風の男も金髪のハタチくらいの男の子も地雷系女子もその子にいろいろ話しかけてるスカウト風の男も、みんなちゃんとマスクをしている。
　ここで私がマスクを外したらどう思われるだろうか。
「ひょっとして1880年代からタイムリープしてきた人？　服装も変だし」など
と好意的に捉えてくれて「もし、おあにいさん。いまは2021年、新型の疫病が
流行していますから顔に布を当てないといけませんよ」などと声を掛けてくれる婦
人がいる、ということは通常ない。
「うわ、やだな。あの人マスクつけてない」と思って避けられたり、マスク警察と
化したおっさんに攻撃的な口調で絡まれたり、マスクをしない者同士で徒党を組ん
で行進行為などをしている団体の勧誘を受けてしまうかもしれない。
　そう思ってマスクをしたまま我慢をして、いやいやちょっと待ってくれおあにい
さん、本来マスクをするのは感染予防のはずだろう？　それをばキミはなんだ、周
りに変に思われるからつけているというのが先んじるなどというのは医師の発言と
して看過できない許されざることだ、さあついてこい、お前はもう終わりだ。と、
思想警察に連れ去られ、磔刑や石による撃殺などの極刑に処せられるのではないか、
とまた不安になってくる。

しかし、不安になりながらも、でも新宿東口にいた彼ら彼女らのなかには、感染予防とか、規範的意識もあるかもしれないけど、「みんながしているから」という理由でマスクをしている人はいるだろうな、と思う。

私は感染予防のためにマスクをすべきだということを知識として知っている。さらに、科学的に感染がどうこうといった観点とはまた別に「こんなご時世だからマスクはしないといけない」「医者なんだから特に率先してしないといけない」という規範的な意識も同時に働いている。

しかし、実際に夏の新宿駅に降り立った瞬間に、マスクを外したいという欲求がぐわっと動いて、その規範意識はどこかに霧散した。とはいえ最終的に「マスクを外さない」という決断をしたわけだが、その決断にいちばん強く作用したのは、正直にいえば知識でも規範意識でもなく、「周囲がどう思うか」だった。

これは、私がある外界からの刺激を受けたときのひとつのパターンであると思われた。つまり、私の「自分を律する自分」は刺激にかなり脆弱である。しかし、人に嫌われたくないから、人に変に思われたくないから、という意識はかなり強く、それにより自らを律することができる。私は社会における自分の位置を、周りから予想されるネガティブな反応でもって補正しているのだなと分かる。

ここで「人にどう思われるか」を感じ取るセンサーのことを「世間カメラ」と呼んでみる。この世間カメラの機能には個人差がある。つまり、全く有効に働いていない人から、働きすぎている人までいる。

世間カメラが全く働いていない人は「人に見られたらどう思われるか」ということが全く意識にのぼらない。つまり、自分をメタにみることができないわけで、場にそぐわない行動をとって周囲とトラブルを起こすこともある。

逆に、世間カメラが病的に働きすぎている人というのは、街や電車にいる自分と無関係な人の視線までも、自分と意味のある関係を持っているような気がしてしまう。現実はそうではないのに、咎めるような目をしてこちらを見たり、すれ違いざまにたまたま咳払いをしたことを取り上げて、自分に対する当て擦りだと思ったりする。こういった考えは「関係妄想（念慮）」と呼ばれ、統合失調症などの精神疾患の初期などに比較的よくみられる症状である。

私自身は、この「公共の場に出ると、そこにいる自分と無関係の人が自分に意味を持った視線を送ってくる」という症状を「公共過敏」と勝手に呼んでいる。呼び方はともあれ、いずれにせよこれは、世間カメラが働きすぎてしまっており、現実とかなり離れた認識を本人はしている。

これが世間カメラの両極端である。さて、自分はどうだろうか、と考えると、妄想までは全然いかないものの、世間カメラには昔からかなり敏感だったと思う。

たとえば、小学校や中学校で、教室がザワザワしているとき、私は先生が怒りそうな雰囲気を発し始めた瞬間に、その怒りをほぼタイムラグなくキャッチし、あ、と思って喋らないようにしていた。その数秒後くらいから先生は「うるさいぞ」という表情をし始めるのだが、この時点でも多くの子はお喋りに熱中しており、どうして気がつかないのか、とものすごくもどかしい思いを毎回していたのを覚えている。最終的にわれわれは「うるさいぞ」と怒鳴られてしまっていた。私は、「先生がどう思うか」というカメラが常に頭の隅にあって、それでわずかでも反応があればキャッチできたのだと思うが、思えばそういうことは何度も何度も人生であった。

もっといえば、これが私の対人関係のパターンなのだといっていいかもしれないほどだ。つまり、私は「これをしたら〝あの人〟はどう思うか」「〝あの人〟がこう言うかもしれないからこうしよう」を常に考え、無数の〝あの人〟と〝あの人〟の間隙をギリギリのバランスで駆け抜けるような日々を送ってきた。

そこに私の意見というものはなく、ただ場の均衡点や、ここのバランスを取ればつつがなく終わる、という方向性に場が向くように自分の意見をほぼ無意識に抑えていたのである。私にとって、場の空気が保たれるということは、自分の意見より重要なことで「気まずくなるくらいなら我慢する」が基本であった。

私と、私が抽出した人々、つまり偽者クラスタの第一の特徴は、この「世間が個人に優先される」という点である。だから、たとえば「変に思われる」ことは言わないし、しない。自分が悪いと思っていないことで上司に怒鳴られたとき、本当は大声で絶叫しパソコンを破壊し上司を殴ってやりたいと強く思っても、しない。「いや、そこはそういう意味ではなくこういうことなんです」と言いたくなっても、言わない。「申し訳ありません！　ただちに〰〰」とその場を取り繕う。「マスダさんのお叱りのおかげで、俺、本当に大事なことがなにかようやく分かりました。マスダさんは人生の師匠です」とかそういう思ってもいないことまで言ってしまう。マスダとは一体誰なのだ。

これは、「職場でそんな変なことをするわけにはいかない」という現実的な判断と、「場を収めるために本心を消して相手をたてよう」という思いが混ざった結果そのような判断をしているのである。

私を含む偽者クラスタの人々は、「自分は〜〜ねばならない」という規範意識よりも「周りに〜〜と思われるかもしれない」という意識でもって自分を社会に適合させるため、結果的に常識的な範疇からはみ出した行動をとることは少ない。

心のなかはそうでなくても、世間の空気感に溶け込み、変なことを言ったりしたりしないため、社会適応が保たれるのである。一見健康な人となにも変わらないようにみえるが、一方で、世間カメラを優先しすぎるという特徴がある。本当に思っていることを空気を読んで隠したり、空気を読むために、本心ではすごくしたくないことをやらざるをえないとき、きわめて葛藤的になり、心の調子を崩すことがある。

私vs上司のように、一対一の関係になると、世間カメラを気にするという感覚は、目の前の相手がどう思うかを気にするという感覚に変化する。これを言ったら、これをしたら相手がどう思うか、ということを平均以上に感じたり気にしたりするため、やや過剰に相手に合わせるような態度をとるようになる。

たとえば私は怒りっぽい人や、はっきり意見を述べてくる人が苦手だ。自分のためを思ってくれていると知的に理解できても、心がガクッときてしまう。つまり俗にいうメンタルが弱いやつなのである。

そういう指摘、というのは、よっぽどひどいものを除いてなるほど当たっている部分がまあまあるもので、そうすると急に自分の存在が矮小なものに感じられてくる。欠点がある自分というのを認識した瞬間に自分が駄目になってしまうのである。

怒りっぽい人を相手にするときはなおさらで、特に理由もなく「ふざけるな！」みたいに怒鳴ってくる人を相手にする場合、こちらは全くふざけていないのに「そうか、俺はふざけているのか」というような気にほんの少しなってしまう。この、ほんの少しなるだけで私はガクッときてしまうので、そもそも怒られること自体を避けるようになる。

そういう意識が小学生くらいの頃からあったものだから、私はさりげなく怒りっぽい友人を宥めたり、怖い教師の授業では大きく頷いてみせたり、質問を積極的にしたりするなどして怒られないように振る舞ってきた。「質問はあとでまとめて！」

など自分ルールの目立つ教師などが相手のときは、その「質問はあとでまとめて！」と言われるだけで心がガクッとなってしまうので、そのルールも徹底して守った。気づいたら私は生徒会長をしていた。

生徒会長というのはスピーチをしないとならない。しかし、スピーチをすると、人にどう思われるか分かったものではない。いっそ突飛なことでも言えば悪評が立つと分かるから、突飛なことでも言ってしまおうか、しかし、悪評が立ったら私の心はガクッときてしまう。絶対にいいスピーチをしなければならない。いいスピーチとは、ちょっと斬新だけど、規範の範囲内のスピーチだ。それをするには……。

などということを一日中考えていたのを今思い出した。私の自己愛は必死の努力によって守られ、工夫し抜かれてきたのだ。

偽者クラスタには怒りっぽい人につい過剰に合わせてしまう特性がある。しかし、これもだんだんこなれてくると「自分は過剰に合わせていると相手に思われているのではないか」というさらなる世間カメラからの視点が登場し、さらなる補正がなされ、相手が不審に思わない接し方はなにかと考えるようになる。

私が抽出した偽者クラスタには、「世間カメラを意識することで社会に適応している」という特徴がある。さらに、世間カメラを意識した結果である過剰適応的な態度についても世間カメラが働くため、過剰にならないようにしながら、相手の振る舞いに敏感に反応する、という挙動を示すことが多い。

こういった振る舞いのメリットとしては、まず集団の和から弾き出されづらいということがある。ある行動が正しいとしても、集団の雰囲気としてこういうことをしたらどう思うだろうか、ということのほうが優先されるため、そんなことしたらまずいんじゃないの、という行動を選ぶことが、意図していない限りは少ない。

さらに対人場面においては、相手の不快になることを言ったりすることが少なく、顔色をみながら適宜対応するので、対人トラブルを起こしづらい。

一方でデメリットとしては、世間カメラに合わせることで自分の意見を飲み込んでしまうことがあることや、対人場面では意見の異なるふたりのそれぞれに話を合わせてしまい、板挟みになりやすいということがある。

世間カメラに過敏な人を見分けるには、自分に向けられた相手のネガティブな感情にどのように反応するかみるのが良い。かなり世間カメラが発達し、全ての振る舞いが普通にみえる人も、ネガティブな感情を向けられると過剰に反応し、機嫌をとるようなことを言ったり、急にはっきりした表情になって会話に集中する雰囲気を醸すなど、ぐっと場の空気を取り戻すという方向性にコミュニケーションを進めることが多いためである。

この、世間カメラを意識することで社会に適応するというのは、ひょっとしたら、時代的なものも関係しているのかもしれない。こういう特性を持つ人々のなかには、幼少期に身近な近親者の機嫌をうかがわないと生き延びられないという体験から世間カメラを発達させてきた人も理論上は混じっているわけだが、私を含め集団のなかで「空気を読む」ことが重視される雰囲気のなかで幼稚園、小学校、中学校と育ってきて、小さい頃から空気を読むことで場における自分の位置どりをするのが得意になったという人もいるのではないか、そんなふうにも思うのである。

この世間カメラを意識して生きること、そして、それをなにがなんでも維持するという行為・仕草にはバリエーションがあり、のちのち紹介することになるだろう。

随分長々と考えに耽ってしまっていた。こういうことを考えている時間は、意外に周りのことが気にならないらしい。紀伊國屋の手前の信号で待っていると、ぽつぽつと雨が降ってきた。そういえば紀伊國屋に行こうとしたら雨が降った、ということが今までも何度もあって、これが私にとっての夏の景色だなと思う。

交差点の向こう側でほうじ茶ソフトを持ったおじさんが、濡れた路面でつるっと滑って転んだ。手だけは高々と上げていて、ほうじ茶ソフトは無事だった。私は年中ダイエットをしているのでほうじ茶ソフトを食べるということは普通ないのだけれど、おじさんに影響されてほうじ茶ソフトをつい買ってしまった。白玉まで乗せて。

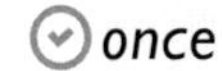

警告出血

♡1

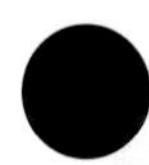

8月12日　16:47

死んだと考える、ということがそういえば最近あった。

連絡を取り合って頻繁に会っていた人と突如連絡がとれなくなったのである。共通の知り合いがいるわけでもなく、お互いLINEしか知らなかった。

今度また会いましょうと話をしていて、その当日に「頭痛がするから早退しました、今日はリスケでもいいですか？」と来て、お大事に〜、と送ったきり連絡が取れなくなっていたのである。

体調がまだ悪いのかな、と思ってしばらく様子をみて

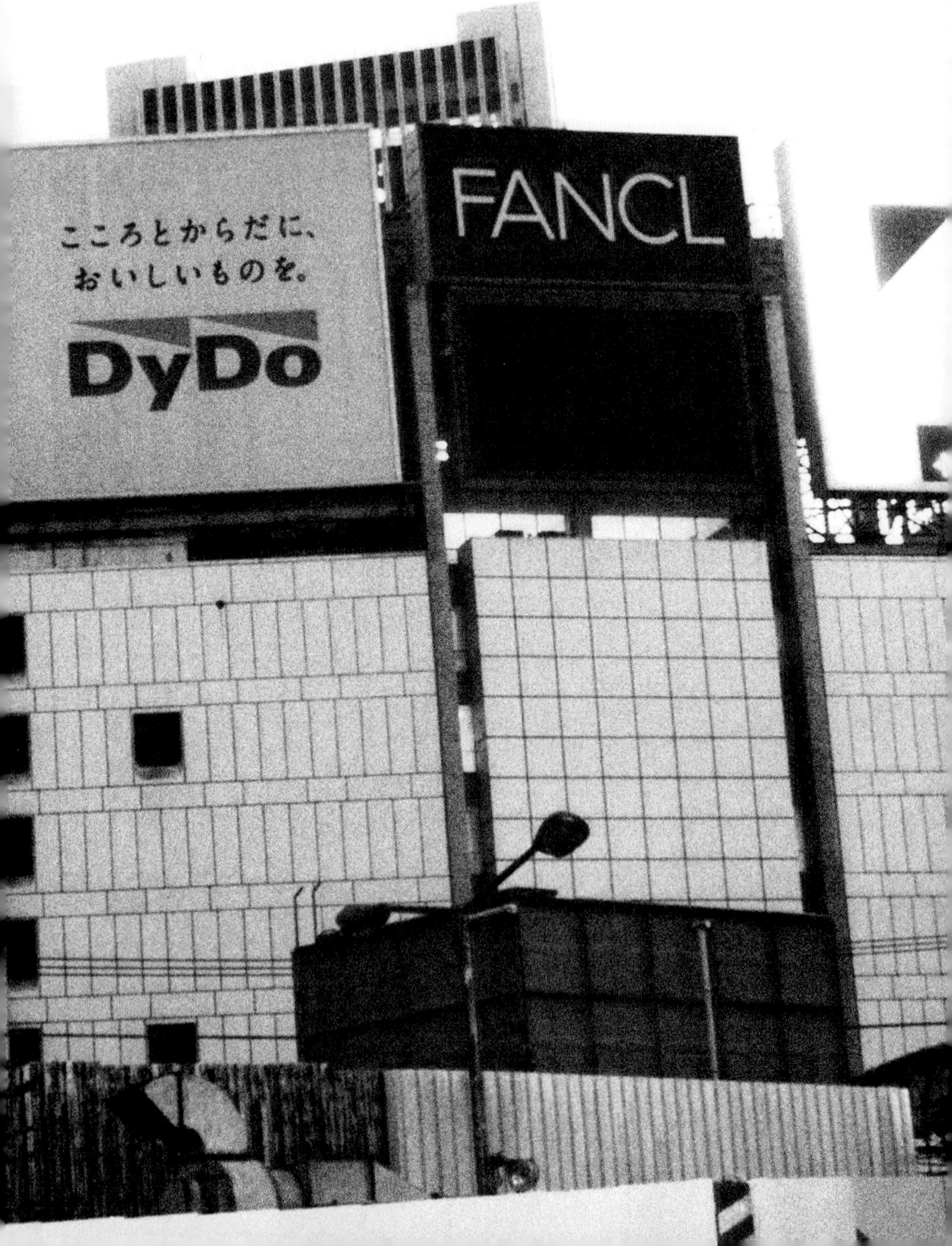

こころとからだに、
おいしいものを。
DyDo
FANCL

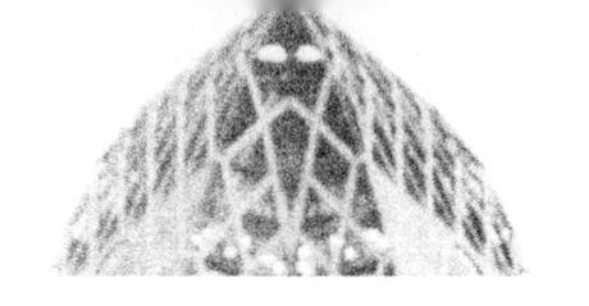

いたのだが、普段であれば必ず後日連絡をくれる人だったので、心配になって「体調はどう？」と連絡したのだが、そのLINE はいまも既読にならないままである。

私はその人の勤めている会社のホームページに名前と顔写真が載っているのを知っていたので、心配して見に行ったら名前がなくなっていた。

うーん、あの頭痛は警告出血だったのではないか。と思う。

くも膜下出血という病気があって、脳動脈瘤の破裂により、くも膜下に血液が急速に広がる病気である。致死率が高い。

１回目の出血が致命的ということもあるが、大きな出血の前に警告出血といって、意識がなくなるほど激烈ではない頭痛が、大きい出血の前に何度か起こる、という現象がしばしばある。医者としては、その時点で頭痛を主訴に病院に来た人を、なんとしても見逃してはいけない、というつもりで診療をしているのだが、まあ、世に数多ある頭痛からすればその割合は限りなく少なく、なかなか出遭うということもない。

だからこの人がそうだったと考えるのも、これだけの情報だけで亡くなった、などと判断するのも明らかに早計であるのだが、入院相当の病気だったら病休にはなってもホームページから名前は消えないだろうしな

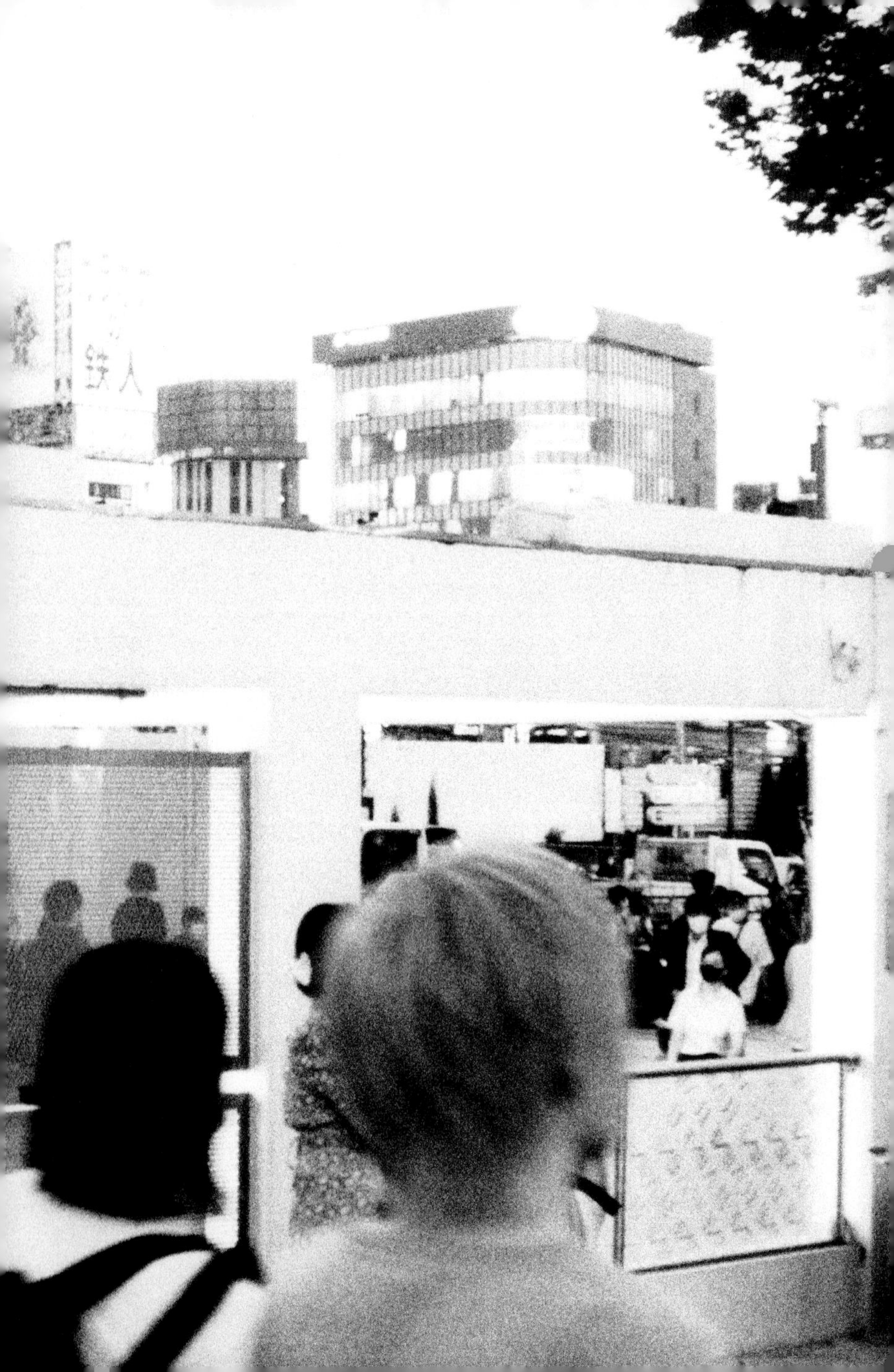
鉄人

あと考えると、うーん、とまた悩んでしまう。

でも、今の世では、こういうことがしばしばあるなと思う。人生のある時期に同じ時間を共有するけど、あるとき急にいなくなってしまう、ということが。

たとえば学校の同級生、同僚、家族関係の知人などとの間には、こういうことは少ない。つながり自体が太いためだ。太い、というのは共通の知り合いが多くいたり、同じ場にコミットしている(していた)といった社会的つながりが存在しているという意味である。

しかし、アプリで知り合った人や、街でたまたま知り合った人や、パラグライダーで隣国に不時着したときに偶然出会った人との間では、どれだけ長い時間を共にしても、どれだけ親密な関係を築いたとしても、そのつながりの線は限りなく細く、ある日突然ぷつんと切れてしまう、ということがありえる。それは、一度切れてしまえば、どちらかが死んでしまったわけでなくとも、永遠の別れとなることがほとんどだと思う。

連想は広がる。私と、患者さんとの関係もちょっと似ているかもしれない。毎週お会いしている患者さん、毎週じゃなくても何年も月に1回お会いする患者さん、何年も入院していて毎日顔を合わせている患者さんが、ある日突然いなくなる、ということはしばしばある。

それは自殺だったり、病死だったり、私に愛想をつか

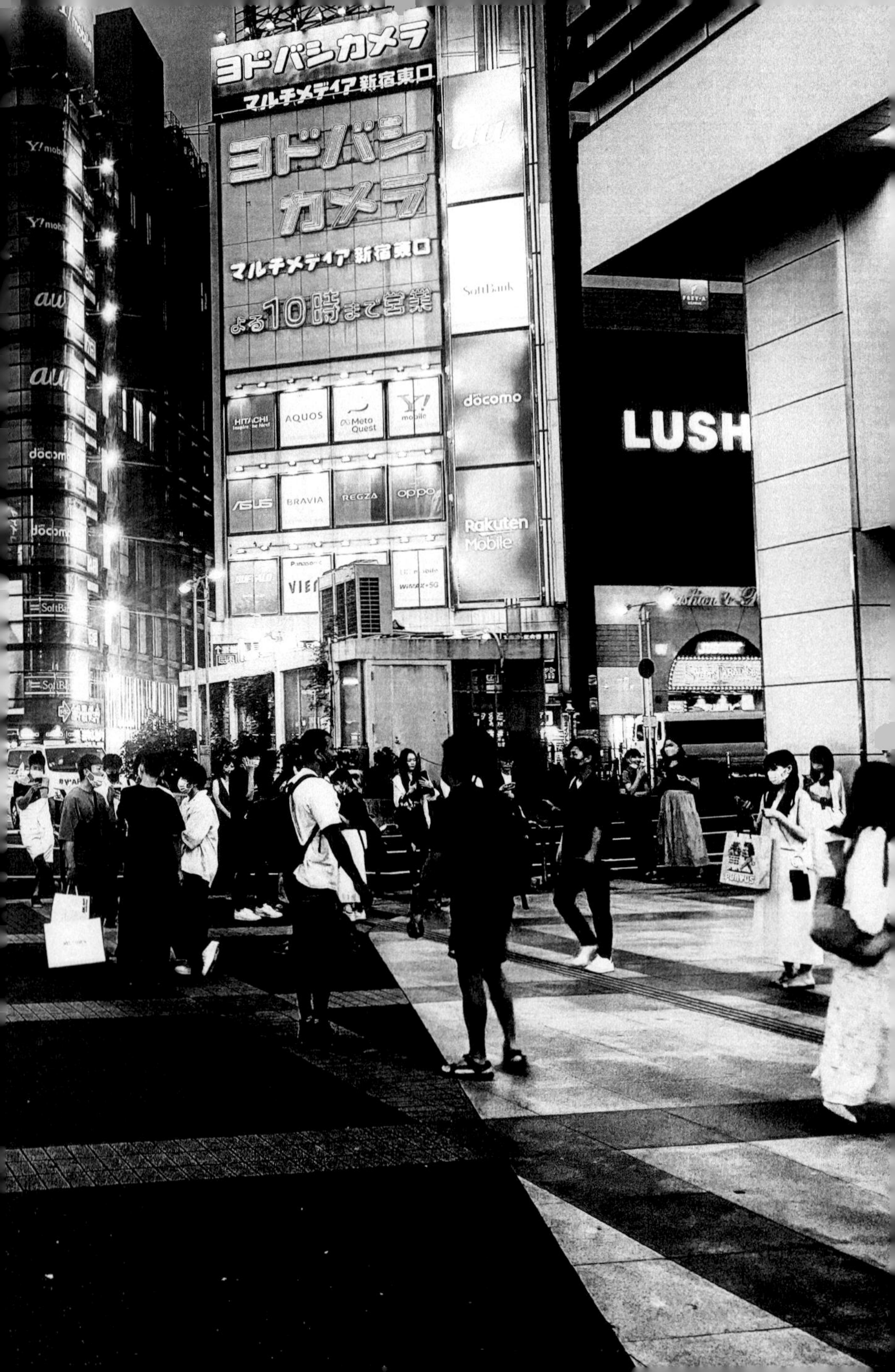

ヨドバシカメラ
マルチメディア新宿東口
ヨドバシカメラ
マルチメディア 新宿東口
よる10時まで営業
HITACHI
AQUOS
Meta Quest
Y! mobile
ASUS
BRAVIA
REGZA
oppo
SoftBank
docomo
Rakuten Mobile
LUSH

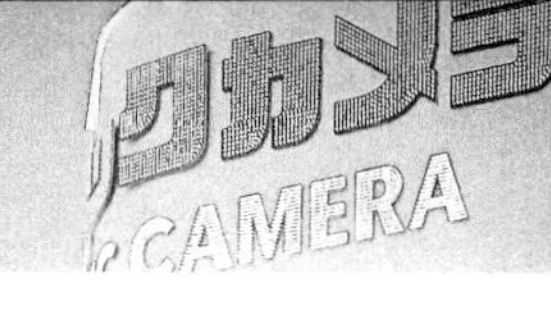

したのか他院に行ってしまったり、ふいに病院に行くのが嫌になってしまったり、いろいろだが、それは永遠の別れになりうる。

精神科医の神田橋條治はかつて、いつでも面接を終えられることを前提にする、という試みについて述べている(神田橋、1984)。この提言自体は、診察時間内での意識について述べられたものだが、1回ごとの診察についても似たようなことが言えるのかもしれない。私たちは繰り返す日常のなかで、永遠に会い続けることができるような錯覚に陥りがちである。

患者さんは当然いつか来なくてもよくなるように診療に通っているので、この心持ちになってみることは膠着しがちな診療を再解凍する動きを産むが、翻って私は、いつ誰となんどきでも関係が終わってもいいように日常生活を送るということを、いつの間にか実践しているのかもしれない。

人と人との関係においては、警告出血のように、もうあなたには会いたくない、というわずかな兆候がみられることがあり、これをキャッチすれば、突然関係が終わるということはひょっとしたら避けられることはあるのかもしれない。

しかし、警告出血のない突然の別れというのもあるわけで、それは著しい喪失の感覚をもたらす。私は、人生

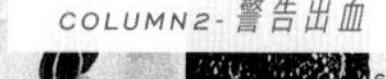

のある時期を共に過ごした人との突然の別れを何度か経験しているうちに、あらかじめ諦めることで傷つきを回避しようとするようになったのだと思う。

私は人と真正面から別れるのが苦手だ。患者さんとの間でも苦手だけど、社会性が私をなんとか現場から逃げることを抑制している。別れることを巡る、私や患者さんのあれやこれやを私は都度苦しみながら考える。

でも日常はそうではない。私は真正面から別れることができない。だから、黙って私からある日立ち去る人と全く同じように、私も断りもなくいなくなる。画面を左にスライドさせ、一緒に過ごした日々に感謝しながら、心の痛い部分から目を逸らすようにブロックをする。どう考えても最低な人間だけど、それが成り立つ細い線を張り巡らせた、透き通った世界に浮遊しながら今日も生きている。

・神田橋條治。精神科診断面接のコツ，1984，岩崎学術出版社

第2章 周波数

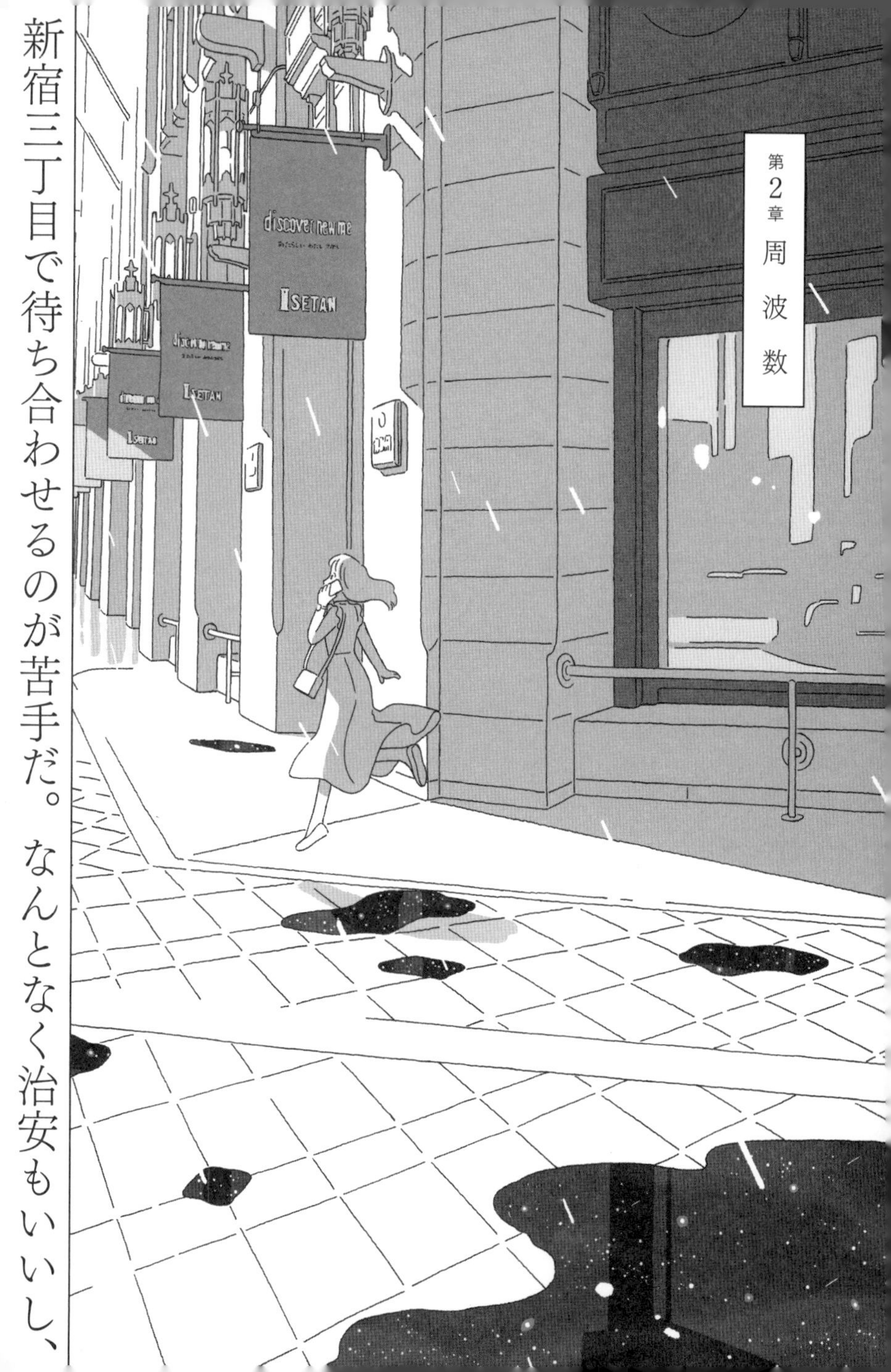

新宿三丁目で待ち合わせるのが苦手だ。なんとなく治安もいいし、

飲食店も多いし、伊勢丹みたいな分かりやすい目印もあるのでつい迂闊に新宿三丁目を待ち合わせ場所に指定しがちなのだが、じゃあ伊勢丹前で待ち合わせね！

などといったが最後、伊勢丹のどこで待ち合わせているのかが判然とせず、伊勢丹の周りをぐるぐると無限に周遊し続けて一生出会えないということがしばしば起こる。しかも、新宿駅からちょっと遠い。丸の内線に新宿三丁目駅というのがあって、そこからは当然近いのであるが、一駅のために電車などに乗るかボケ、と誰もボケていないのに私はありえたかもしれない未来の私を罵倒して、毎度新宿駅から徒歩で伊勢丹に向かってしまう。そうすると、運良く待ち合わせができても、いまさら新宿駅になんか戻れない、歌舞伎町にも遠い、この新宿三丁目の飲食店で全て片をつけないといけない、という意味不明の背水の陣を自分で勝手に敷いてしまう。

しかし新宿三丁目の店はどこも異様に混んでいることが多く、Pairsかなんかで出会った軟弱そうな初対面の男女がシャルドネを飲んでデート行為に及んでいるような十字路付近のレストランはたいてい常に満員であり、そういう軟弱店ではない店も対象に入れると、急に通っぽい入り難い雰囲気の店ばかり目に留まってしまい、意外にどこにも入るところがないやんけ、と東京生まれなのに関西弁で心の焦りが声として漏れてしまう。すると「え、関西の出身？ うちも和歌山だよ〜」などと知らぬ間に隣を歩いているPairsかなんかで出会った意味不明の女に言われてしまい、結句予約をしなかったことを謝罪しながら軟弱店の列に並ぶハメになるのである。

緊急事態宣言が発出されている夏の新宿三丁目をひとりで散歩しながら、まだ飲み会がふつうになされていた頃のことをつい思い出してしまった。早く軟弱店で飲食がしたい、早く軟弱酒場で季節の果物を使ったカクテルなどという軟弱飲料を飲みたい。そう思いながら十字路に差し掛かって我が目を疑った。軟弱店に大量の軟弱な男女がひしめいているのである。強靭なウイルスが蔓延っているというのに、一体なにをしているのだ、いますぐシャルドネを飲むのをやめて帰宅しなさい、と私が規範的に説いて回ったかといえばそういうことは別になく、あ〜今も混んでいるんだな、と思っただけである。

それでさっさと帰宅しようとしていたら、ふいに屋外で食事をしている男女の声が耳に入ってきたので思わず立ち止まった。カクテルパーティー効果といって、パーティーの喧騒のなかでも自分の話題をしていると聴こえるというやつがあるが、あれみたいな感じで妙にくっきりと会話が聴こえてきたのである。しかし、男女は別に私の話題をしていたわけではなかった。つまらない日常会話をしているようにしか聴こえなかったのだが、妙に浮いていた。この違和感はなんだろうと思って考え、ひょっとしてこのふたり、周波数が合っていないのかな、と思った。

どうも女が「うん、うん」「へー、すごいね」などと調子を頑張って合わせたり「バーニャ・カウダとかも美味しいよね」「天気の子おもしろいよね」みたいな無難な話題から相手の様子を慎重にうかがっているのに対し、頭をツーブロックにしたスーツ姿の男は相手の8倍くらいのバカでかい声量で「これからのビジネスシーンに必要なのはさぁ」「クラウドで管理するってことはね?」などとタクシーの後部座席で配信されているような訳の分からない話ばかりしており、全く話が噛み合っていなかった。つまり相手に合わせて周波数を細かく調整する女と、周波数を調整するという概念がそもそもない男の会話だったので気になったのである。

さて、私はどういうわけか、この「心の周波数」を相手に合わせてできるだけ細かく調節する傾向が元来ある。初対面の人であろうが、突然後ろから話しかけてきた人であろうが、「対人」という状況が発生した瞬間、キュルキュルと相手の持つ周波数にぴったり合うように、自分の周波数を無意識に調整してしまう癖があるのだ。

私はまあまあこの周波数の調整が細かいほうである。というのは、先の男性のようにこの調整がほとんどできないのではないかと思われる人もまた多いからである。

　たとえば私が0-1000までの周波数を持っているとする。相手の周波数が860だと察知すると、私の周波数は860に調整され、860の周波数を持った言動を相手に返すことになるのだが、相手のほうはというと、こちらが430のときも1000の周波数で返してきたりするので、こちらはなんだかすれ違っている気がしてしんどくなる。

　そこで、「分かってくれよ」と思って430の周波数を誇張して100まで下げてみせると、向こうにも「なんか相手の周波数は下がったぞ」ということは察知できるのか、500とか、逆に0とかにしてくれるものの、100に合わせてくれるということは決してない、みたいなことが起こる。これは、こちらには0-1000まで周波数があるものの、向こう方には0、500、1000の3つしか周波数がないということに起因しているのではないかと思う。

　こういうズレは、関係が近くなればなるほどしんどくなる。たとえば本当に仕事とかでたまにしかやりとりのない人で、やりとりの内容もビジネスライクなことばかりであれば、そこまでこちらもしんどくないが、仕事でも密接に関わったり、直接指示をしたりされたりする関係だったり、あるいは友人だったり恋人だったりするとこれはしんどい。

周波数のズレは、相手の言動をこちらが受容するときと、こちらの言動が相手に受容されるときに感知されるわけだが、診療上は、この周波数のズレが相手の特性や疾病を推し量るのに少なくとも私のなかでは有用である。

周波数が少ない人のなかにも、3個しか周波数のない人から、10個くらいはある人、100個くらいはある人などがそれぞれグラデーションとして存在しているわけだが、数の足りないせいで、どうしてもコミュニケーションをとっていると周波数が大きくずれる瞬間というのが現れ、そのとき「こんなに周波数がずれるのは○○病だからかもしれない」と感じるのである。

一方健常な人というのは、そのズレの範囲がある一定程度にとどまることが多く、たとえばこちらが860だったら、840くらいの言動が返ってきたり、相手が400だと思ったら、430に周波数を合わせるなどといったことを当たり前にしてくる。

興味深いのは、この周波数が「合いすぎる」人がときにいるということである。つまり、話をしていると、こちらの言動がぴったり相手に伝わったような感覚があり、同時に向こうの言動もとてもよく理解できる、というような人である。これは、周波数８６０同士というか、こちらも向こうも相手に合わせて周波数を微調整しているわけで、まず頻繁に起こることではない。周波数の使い手同士の戦いである。

周波数がぴったり合うときには、どこか心の距離が縮まったような感覚がある。二段階くらい近い関係に錯覚するというか、初対面なのに親友のような気がするとか、ビジネスライクな関係のはずなのに恋人のような気がするとか、そういう感覚である。

こういう関係性の二階級特進が起こると、社会的な距離にしては近すぎる距離感を相手に対して持つことになるので、間違いが起こりやすい。

周波数を合わせるという行為は、相手の心の扉のロックを外し、一段階深層に侵入する機能を持っている。だから、診療においてのみならず、営業とか、対人の仕事ではひとつのスキルになりうる。10年位前、ＡＫＢ48の握手会が話題になった時期があったが、ステージの人気がそれほどでも、握手会のとき「神対応」をするメンバーは人気が急上昇した。

ところで今私は握手会のことをあたかも「いち社会現象」かのように話すことでクールぶったが、実のところは長年48グループのヲタク行為をしていた。公演を観に行って浅ましいおらび声をあげたり、ＣＤを何枚も買って握手会でりりぽんというアイドルと握手をしたりサインをもらったりしていた。そういう元ヲタの実地体験としても「神対応」のメンバーはこの周波数合わせの天才だと思った。

周波数合わせがうまい人というのは、表情を含む全体の雰囲気を読み、特に相手がネガティブな感覚を持っているかどうかについて敏感に察知することができる。これは多くの場合は大人になるまでの間に獲得されたものである。そしてこの周波数合わせがうまい、というのが、私がみつけた人々の特徴としてあげられるのではないかと思われる。

彼ら彼女らは、そのようなコミュニケーション様式をとらないとやっていけない、という過去の経験から、心を守るために周波数合わせの能力を獲得してきたという歴史がある。それは、本人にとっては記憶のないほど幼少期のことかもしれないが、そのような体験なしに周波数合わせの能力が亢進することはあまりないように思う。私はこういう人は周波数合わせの能力が正常上限を超えて、異常亢進していると認識している。

この周波数合わせには、「誘惑」と「防御」という2種類の機能がある。それぞれについて説明してみよう。

誘惑

「たららったったったったったでーでででーでででんずずずずずでーでででーでででんずずずずでーでででーでででんっ、時に愛はふたりを試してるぅビコーズアーイラービューー」とＧＬＡＹといぅ人たちの『誘惑』といぅ、内容と全く関係のない曲を調子に乗って歌ってしまった。辛抱強い読者ももう呆れて誰も読んでいないだろうが話を進めよう。

周波数合わせには「誘惑」という機能がある。先に述べたように周波数が完全に合うと、合わせられたほうの心の扉はなぜかドアロックが解除される仕組みになっているらしい。一段階近く相手を感じるようになるのである。

これは、握手会で例にあげたように、そもそも周波数合わせが得意な人が、半分意識的に技術のようにして使うこともあるわけだが、本来的には自分の心を守るために自然に習得した無意識の技である。

「誘惑」の周波数合わせは、人と対峙したとき、無意識的に「気に入られる」ように振る舞うということが常態化しているために生じる。周波数を合わせている当人も気がつかないままに、周波数を合わせられた相手は、心の扉のドアロックがどんどん深いところまで解除されて、「勝手に」心の距離が縮まったと思いやすい。

よって知らぬ間に誘惑しているという構図ができあがるため、周波数を合わせている当人からしたら全然仲良くなっていないのに、相手は心の距離が縮まったと思い込んで、「元気?」「寝過ぎたわ……」「明日ひま?」「YumikAチャン、元気カナ?ぼくは、さっきまで、役員会議でした」といった距離に不釣り合いなＬＩＮＥが届いたり、突如告白される、みたいなことが起こるのだと思われる。

結果的に自分はなにひとつ悪いことをしていない(と思っている)のに、「八方美人」「思わせぶり」「小悪魔」「サークルクラッシャー」などと陰口を叩かれ、当人は悩むことになるのである。

診療においては、「誘惑」の周波数合わせを行う人が患者である場合、知らぬ間にまあまあ個人情報を喋っていたり、他の人であればそこまで一生懸命取り組まないだろ、みたいな問題にも謎に真剣に解決してあげないと！みたいな気になっていることが多い。これが心のだいぶ奥底まで心の扉を開けられてしまった医師は、患者がやってくるのが楽しみになって朝自分のコーデを確認したりするようになる。成れの果ては境界侵犯で、診察室外で会ったり、恋愛・性愛関係になったりする。当然戒められていることであり、そこまで行くことは通常ありえないが、そうなりうる難しい症例はコンサルテーションを受けるべきである。

私自身は「誘惑」の周波数合わせをしばしば使っているのではないかと思う場面があり、それは「勧誘活動」のときである。勧誘活動といってもカルト団体などを営んでいるわけではなく、ふつうに医局への勧誘とか、学生時代なら部活への勧誘とか、そういうやつである。とにかく、私は勧誘が得意なのである。なんというか、どこに行っても勧誘に関しては信じられない実績をあげた。かといって、勧誘対象の人と特別な話をしたわけではなく、内容は至って普通なのである。私はこれは無意識に周波数を合わせて「誘惑」をしていたのではないかと思っている。

本来的には誘惑の周波数合わせは自らが脅かされるときに勝手に発動するものだが、勧誘やAKB48の握手会のように、半分意識的にも使える技法なのではないかと最近思ったりもしている。

防御

もうひとつの周波数合わせの機能、それは「防御」である。ある意味「誘惑」にも防御のニュアンスがあるともいえるが、それとは別に、相手からの攻撃を予測・回避するために周波数を合わせるということがありうる。

「防御」の周波数合わせの背景には、自分に対する自信のなさが存在していることが多い。そういう人は、周りからちょっとしたネガティブな感情を向けられることにも耐え難い苦痛を感じる。

たとえば歌の発表会かなにかで歌を披露して、１００人の審査員のうち99人が絶賛し1人が酷評したとする。そうすると、本来であれば99人が絶賛したということを喜べばいいのに、その１人の酷評によって自分の価値が決まってしまったような感覚になり、とても辛い気持ちになってしまう。

普通であれば1人の極端な意見など歯牙にもかけず、堂々と自分の歌唱をシテクダサイとJ.Y.Parkの口調で思うのだが、酷評した1人の顔色をうかがい、その１人が酷評しないような歌唱法に変更したりしたくなってしまうわけである。

そうすると、常に相手がどう思っているか、どう反応したか、ということに過剰に集中するようになる。これが、周波数合わせという行為につながるし、周波数がぴったり合っていないことに不安を抱くので、周波数合わせそのものが目的のように振る舞っているようにみえる。

それは相手に攻撃される可能性が高ければ高いほど発揮されるので、たとえば暴君のような上司が「これはAだ。他はありえん」と言えば「ほんとこれはAですよね！」と言い、その直後に上司が「いや、これはBだ」と言えば「たしかにBでしたねこれは」と全く違う意見でも即座に賛同するような振る舞いがしばしばみられる。

つまり自分がないわけだが、正確には自分がないというよりは、自分の意見がどうかということよりも、自分が攻撃されないということのほうが優先される。なので、本当は「Cだ」と思っていても、攻撃的な人の前ではつい合わせてしまうわけである。このような周波数合わせには「怯え」のニュアンスをしばしば感じることがある。

診療においては、「防御」の周波数合わせを行う患者は、すごくこちらの言っていることが伝わっているなぁみたいな、打てば響くような反応を感じることが多い。また、ちょっと自尊心をくすぐるようなことを言ってきたりして、こちらも気分が良くなったりするのだが、たいていは自分のネガティブな感覚を押し殺してこちらを褒めているので、長く診療しているうちにそのネガティブ部分が爆発して診療から姿を消したりすることがある。

偽者クラスタの特徴であるこの「誘惑」と「防御」の周波数合わせだが、どちらかの機能しか持っていないというわけではなく、両方の機能を持っていることもある。

ただ微妙に性差があるような気はしており、「誘惑」は女性に多く、「防御」は男性に多いように思う。

この章の最後に、周波数合わせとはそもそもなんなのだろうということを考えてみたい。

周波数合わせは、3つの構成要素からなる気がしている。

1つ目は、声のトーンやテンポである。相手の生理的に落ち着く範囲内の声というのがどのようなトーンでテンポか、というのは、頭で考えていてもよく分からないが、会話をしているとだいたい分かるということがしばしばあるのではないだろうか。そこにアジャストしているわけだが、自分のことを振り返ると、話し始めた後ではなく、話し始める前、対峙した瞬間の雰囲気ですでにこの合わせは始まっているなと思う。

2つ目は「間」である。間、というのは会話の呼吸といえるかもしれないが、相手がどのような間を持っているかというのは、これも会話をすることで分かることが多いはずである。この「間」については、あくまで感覚の話だが、速い人には少し遅く、遅い人には少し速く、普通の人には同じくらいに合わせているような気がしている。

3つ目は承認の雰囲気である。うんうんと大きく首を振らずとも、目だけでこの雰囲気を伝えることは可能である。大袈裟に振る舞わなくとも、相手が承認をいちばん求めるキモの瞬間のみ、この承認の雰囲気を局所的に発するということが可能になる。

と、ここまで書いて気がついたのだが、周波数を合わせるという行為は、無防備に自分固有の周波数で人と接することができないということを意味している。つまり、相手の呼吸に合わせ、自らを変形させることでしか人とつながれないということなのかもしれない。これは「距離」や「擬態」の話ともつながってくるので次章以降で解説したい。

また伊勢丹前に私はいた。飲食店にも入れない、家にも歩いて帰れない、そんな中途半端な場所で私は一体なにをしているのだろうか。黄色いワンピースを着た20代なかばくらいの女性が、目の前を電話しながら歩いている。うん、うん、そっちいくね、うん、などと言いながら視界の左に消えていく。今日もまた雨が降っていて、新宿三丁目にいるときも、そういえばいつも雨が降っていたような気がしてくる。それともＡＳＫＡの聴きすぎだろうか。心のなかで『はじまりはいつも雨』を歌唱して、歌い終わる頃にまた、黄色いワンピースが右から視界に入ってくる。うん、どこだろ、ごめんね、おそくなって、うん、うん。彼女も伊勢丹タイムループに巻き込まれていた。

早足で駆けていく彼女が水溜りをぴょんと跳んで、きっと星をよけているのだろうと思った。

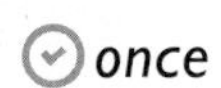

月曜日の朝、シャンプーが目に入った

♡0

8月12日　7:28

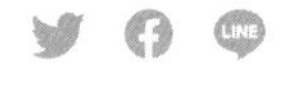

休日を取るのが苦手だ。

夏休みはもちろん、年に何回か取れる休暇みたいなのも苦手なので、ほとんど休むということがない。

当然働き者だと思われるので最初は気を良くしていたし、私も休まない俺かっけーみたいな厨二病的な空想に努めて浸るようにしていた。

しかし、薄々自分が働き者だから休まないわけではなく、休むのが怖いから休まないだけなのではないかということに思い至るようになった。

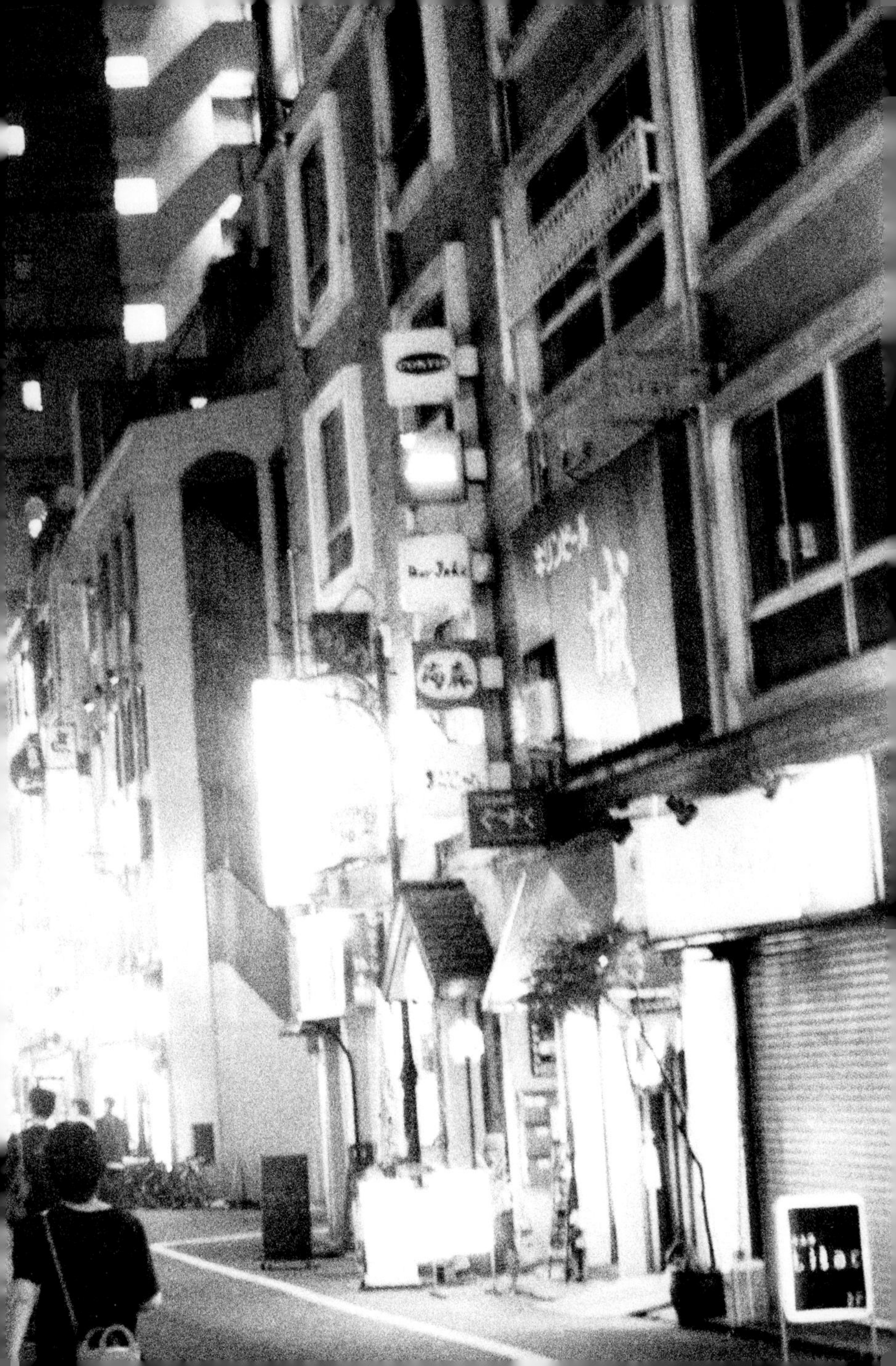

休むのが怖い、というのは、ホラー映画を観た後に、シャンプーをする際目をつぶるのが怖いのとちょっと似ている。

シャンプーが怖いのは、目をつぶったその一瞬でお化け的なものが背後に出現し、次に目を開けたときにお化け的なものが鏡に映っている姿を目撃してしまうのではないかと思うからである。

つまり、見ていないところでどんな恐ろしいことが起きているか知れず、目を開ければその恐ろしいことを目撃しなければならないから、そんな恐ろしいことになるくらいだったらはじめからシャンプーなどしなければいい、と考えるわけである。

この現象は、ミニマルに毎週末起きている。月曜に出勤するのが怖いのである。

当然月曜の朝というのは辛い。一般論として辛い。月曜の朝の出勤が楽しみで仕方ないなどと言うやつはよっぽど週末が辛いか、現実を否認しすぎて軽躁になっているかのどちらかで、ふつうは辛い。

それは前日まで休んでいたのにまた1週間が始まるのか、というごく普通の辛さである。当然私にもこれはある。

しかし、私にはこれに加えて、前述した化け物目撃的

新宿三丁目西

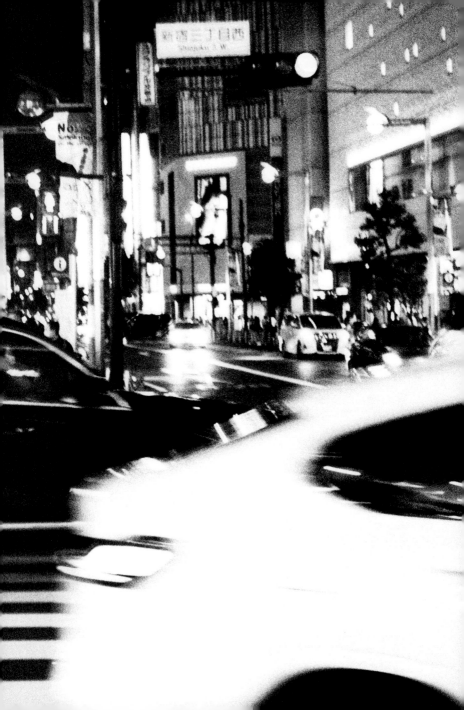

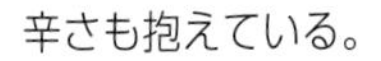

辛さも抱えている。

週末というのは、個人としてはこれはオフである。オンとオフでいえばオフ。月から金まで一息で仕事をし、さてようやく休みということで、一度個の中では気の連続性が絶たれるのである。

しかし、病棟はそうではない。土曜も日曜も同じ患者さんが入院しているし、看護師は交代で勤務しており、連続性が保たれている。外来の患者さんもそうだ。私が会っていない間も外来の患者さんは各種症状に苦しみつつ生活を営んでいる。不連続なのは私だけなのだ。

そうすると、当然私がいないこととは関係なく、土曜に精神的に具合が悪くなって病棟で隔離になったり、外出したまま失踪したり、突然肺塞栓症を発症して転院したりする患者さんが、私がいない間、シャンプーで目をつぶるその一瞬に、現れてもおかしくないわけである。

あまりのことが起きれば当然休日でも電話がかかってくるが、電話がかかってこないレベルのことでも、連続性が保たれている病棟では、いなかった間の出来事、不在の責任が月曜にドンとのしかかってくる。

これがしんどいのだと思う。

転じて、これは私が休暇を取れない心性と関係する。

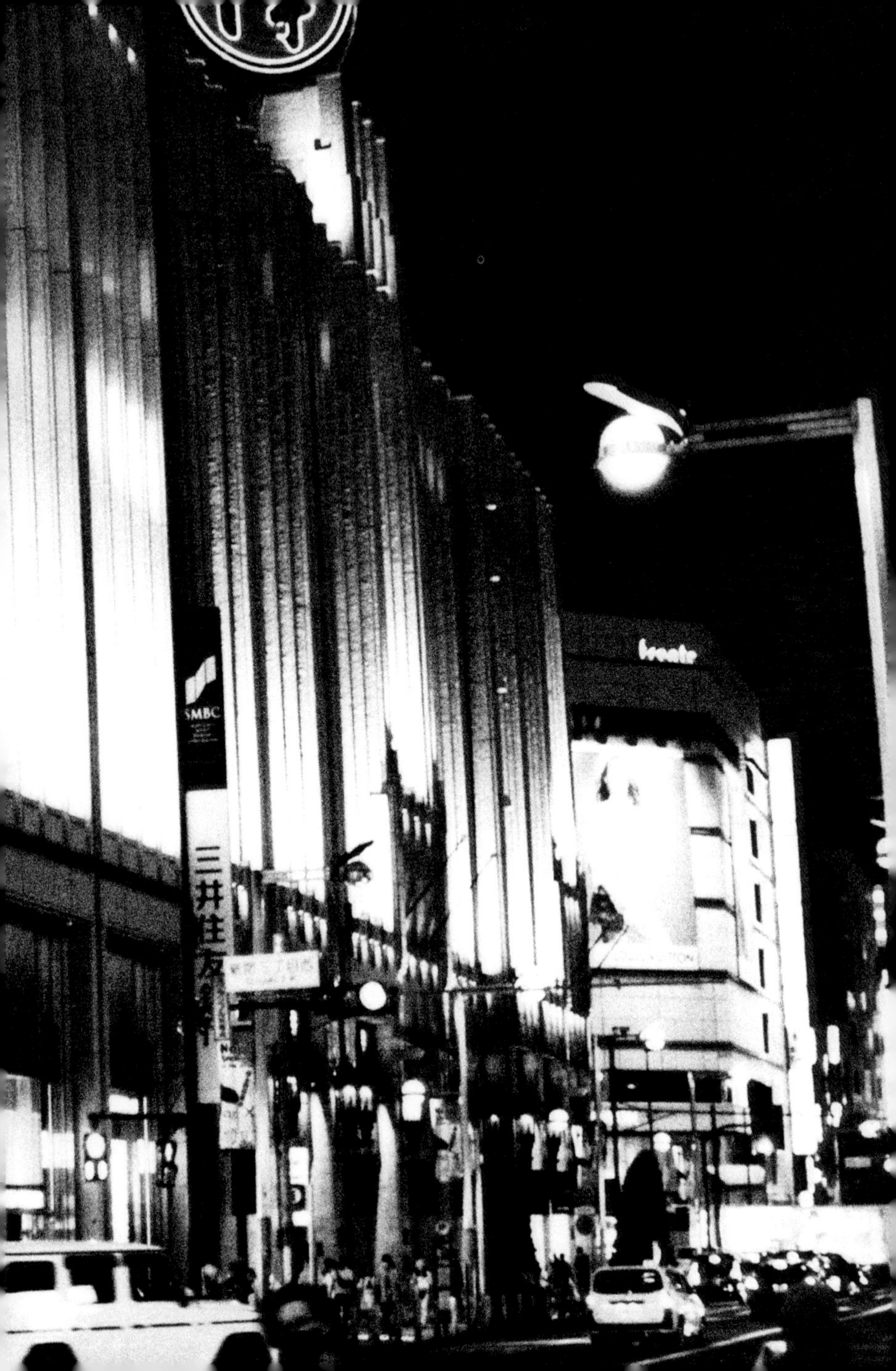
SMBC
三井住友

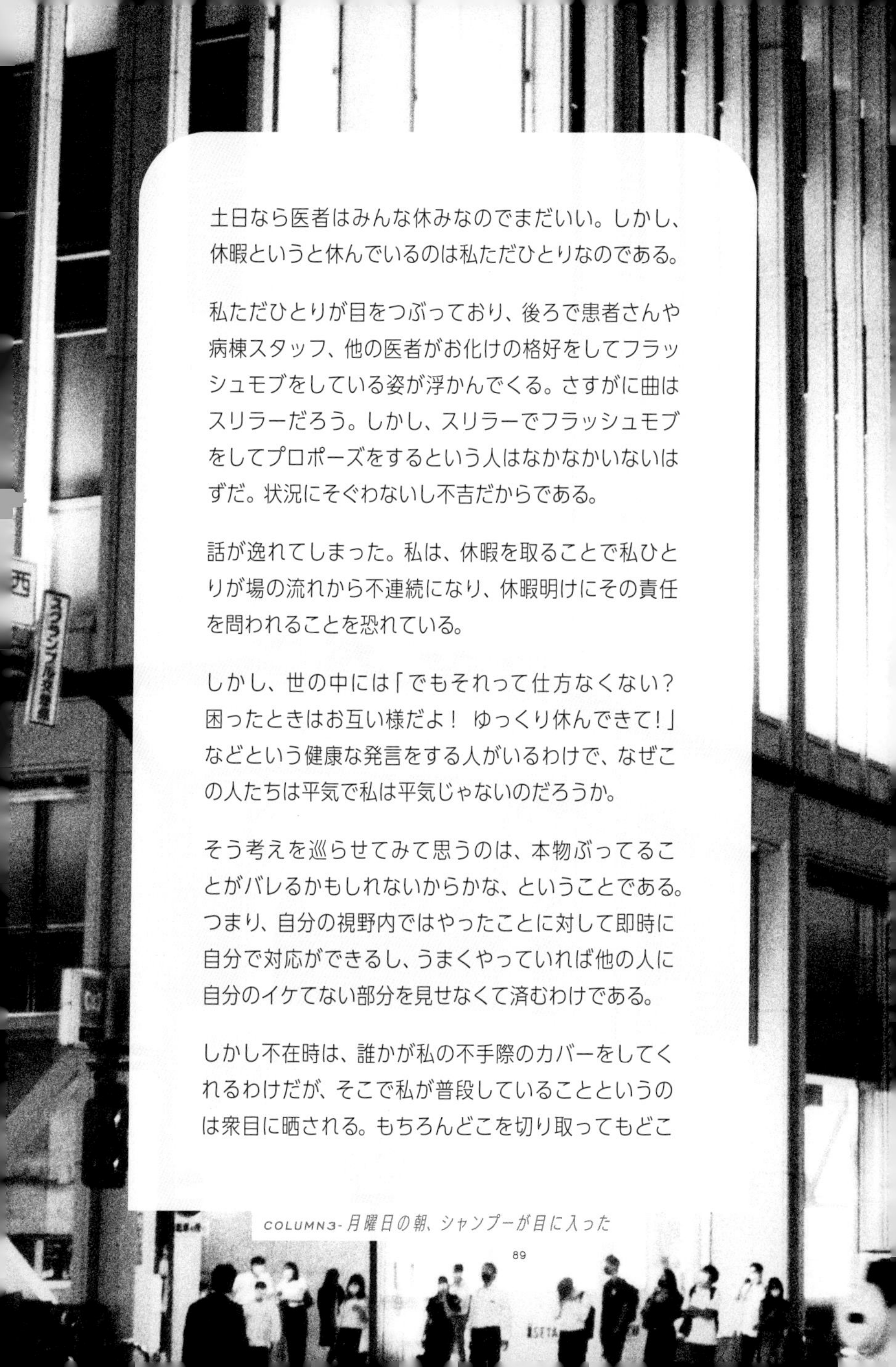

土日なら医者はみんな休みなのでまだいい。しかし、休暇というと休んでいるのは私ただひとりなのである。

私ただひとりが目をつぶっており、後ろで患者さんや病棟スタッフ、他の医者がお化けの格好をしてフラッシュモブをしている姿が浮かんでくる。さすがに曲はスリラーだろう。しかし、スリラーでフラッシュモブをしてプロポーズをするという人はなかなかいないはずだ。状況にそぐわないし不吉だからである。

話が逸れてしまった。私は、休暇を取ることで私ひとりが場の流れから不連続になり、休暇明けにその責任を問われることを恐れている。

しかし、世の中には「でもそれって仕方なくない？ 困ったときはお互い様だよ！ ゆっくり休んできて！」などという健康な発言をする人がいるわけで、なぜこの人たちは平気で私は平気じゃないのだろうか。

そう考えを巡らせてみて思うのは、本物ぶってることがバレるかもしれないからかな、ということである。つまり、自分の視野内ではやったことに対して即時に自分で対応ができるし、うまくやっていれば他の人に自分のイケてない部分を見せなくて済むわけである。

しかし不在時は、誰かが私の不手際のカバーをしてくれるわけだが、そこで私が普段していることというのは衆目に晒される。もちろんどこを切り取ってもどこ

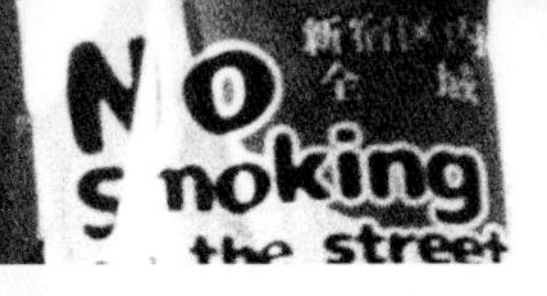

に出しても恥ずかしくない診療をしていれば恐れることはないのだが、完璧な診療というのは存在しない。完璧な絶望が存在しないようにね。と、突然村上春樹氏のパロディをしてしまうくらいには存在しないのである。

ははあん、あいつはいつもうまくやってる風だけど、こんな一面もあるのね、ぷぷぷ、とか思われているのではないか、私が本当は偽者であることがバレているのではないか、そういう考えから、私は不在にすることができないのだと思う。

意図せず長い連休に入ってしまったので、休みが明けたときどうなるか、今から心配している。最初の月曜日、私はゆっくりと目を開け、鏡に映った偽者の顔をみて叫ぶ。叫びながらまた頭を洗い続ける。

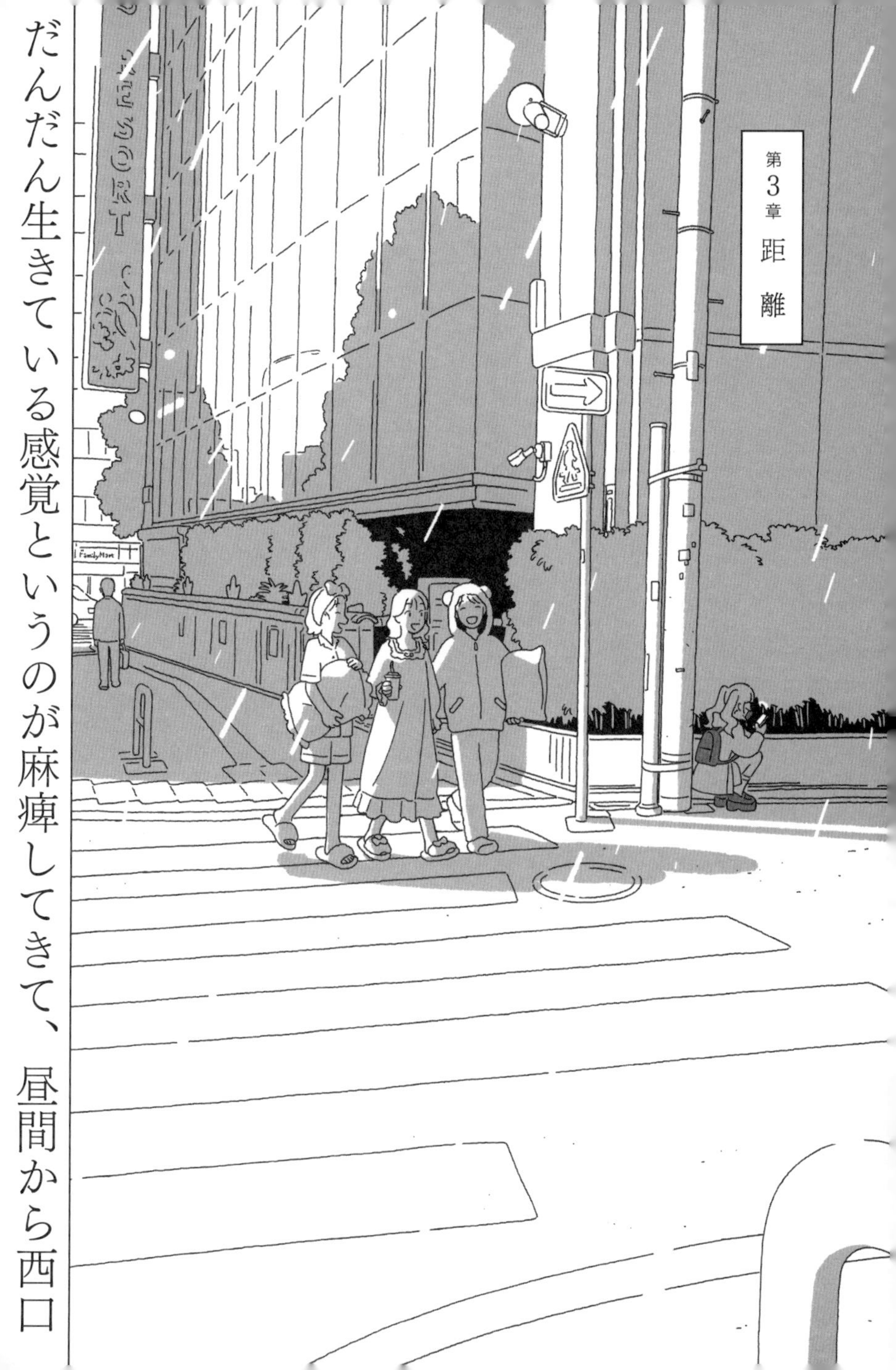
第3章
距離
だんだん生きている感覚というのが麻痺してきて、昼間から西口

にある小田急ハルクの樓外樓飯店で高級焼きそばを食べてしまった。小さい頃ここには豪華飯店という店があり、

私は祖父母に連れられてこの店でよくかた焼きそばを食べていた。記憶のなかでは豪華はガラス張りの明るい店で、その窓からは「21世紀まであと○日」という隣のビルの表示が見えていた。21世紀は未来だった。

いつもの習慣で東口まで歩く。西口から東口には大ガード下を歩いていくのが早いのだけれども、なぜかいつもいったん階段をおりて地下道を歩いてしまう。ひょっとして私の守護霊が大ガード下を嫌がっているのだろうか。というか守護霊とは。

エスカレーターに乗って、紀伊國屋書店の2階に辿り着く。詩集のコーナーは、少し前に場所が移ったらしく奥のほうにある。意外に知らない新詩集が面陳されていたりすることもあり、ときどき来るようにしているのだが、自分の詩集が置いてあるかどうかをさりげなく確認する意味もある。そんなことを確認してもどうしようもないのだけれども、なぜか確認したくなってしまう。まだ自分の本を誰かが立ち読みしているのを一度としてみたことがない。

だったら張り込みでもしてみたらどうか、と謎のアイディアが浮かぶ。来る日も来る日も詩集コーナーの近くに住み込みで張り込んで、尾久の詩集を手にとる人が出現した瞬間に「いまだっ」と踊りかかって地面に組み伏せる。「あなたには黙秘権があり、

あなたの供述は法廷で不利な証拠として用いられる場合がある。あなたには弁護士を呼ぶ権利があり、公選弁護人をつけることができる」と韓国ドラマみたいに警告を述べてから現行犯逮捕したい。しかし、なぜせっかく私の詩集に興味を持ってくれている人を現行犯逮捕する必要があるのだ。具合でも悪いのか、あるいは守護霊の仕業？

なにも買わずに本屋を出て、歌舞伎町のほうに歩いていく。韓国ドラマの見過ぎなのだ。もう夕方だった。「客引き行為は違反である。ただちにやめなさい」不気味な声がスピーカーから聞こえてきて、客引きよりもよっぽど怖いと思う。もっと歩いていくと、客引きの男や矯声をあげて道いっぱいに広がっている男女、職業不明のスーツの男、などがずらずらと不均一に並んでいて、治安、という単語が頭に浮かぶ。背中がぞわぞわする。この治安を察知する感覚はなんなのだろうと考えて、客引きでもない、なんだか分からない人が目的不明にただ立っていたりすることに気がついた。待ち合わせとも思えない。悪い業者なのかなんだか知らないけど、明後日の方向を向いて立っている人がこの辺にはなぜか多い。そういう人の横を通り過ぎるとき、妙にぞわぞわした感覚がある。

ホストの巨大パネルがいくつも設置されているあたりを抜けていくと、少し静かなラブホ街が広がっていて、ここが歌舞伎町の終点である。さらに進んでいくと、急に現実的な新宿六丁目の交差点に突き当たる。ラブホ街は、ド派手なホスト・キャバクラエリアと新宿六丁目の交差点の間で、ヘンに静かである。先日このあたりのラブホで心中があったらしい。そう言われればそんなことが起きそうな気もする。

年格好の離れた男女が、交差点のほうからラブホ街にやってくるのとすれ違う。女性は20代前半くらいで、いわゆる地雷系ファッションを、もう少しカジュアルにしたような格好をしており、目の周りを赤く塗っている。男性は50代後半から60代くらいで、勤め人と思しきスーツ姿である。お洒落とはいえない眼鏡をかけ、履き古された革靴を履いて仏頂面をしている。

私はその女の子の顔色が咄嗟に気になったけれども、黒いマスクをしていてはっきりしなかった。そういえば男はマスクをしていない。

彼らが実の親子とかである可能性は1％をきっており、パパ活、つまり金銭を媒介した男女関係にあることは間違いないように思われたが、女性が心から楽しそうにしているのが気になった。

以前、四谷で友人と焼肉をしているときにも、隣にちょうど同じようなパパ活の男女が座っていたことがあったが、そのときも女性は心から楽しそうにしていて、到底演技とは思えないなと感じたことを思い出した。

もちろん、歳の離れた男女の恋愛関係というのは存在しうるのだが、まあ頻度としては多くないことであり、さらにそこに金銭が媒介されるとなると、金銭を受け取る側の女性のほうは、それに見合う対価を支払うわけだから「サービス」として楽しそうに振る舞っているのではないかと思うのが普通の感覚である。

端から見ていると、実際にどう考えてもサービス的な振る舞いをしているような女性も目にする一方で、演技の天才なのかもしれないが本当に楽しそうな女性もいるわけで、まあでもそれはそうかなあと急に思う。

パパ活をしている女性の中には、数は少ないかもしれないが、妻子がいたり、金銭が間に入っているほうが、かえって恋愛ができるタチの人が混じっているのかもしれない。いや、女性にもいるのかもしれないが、さすがにそれは超少数派で、これはむしろ、男性のほうに多いのではないか。

『明日、私は誰かのカノジョ』という漫画を読んでいたせいか、変なことを考えていた。しかしここから始めてみる。いま連想するのは「距離をとる」という、偽者クラスタが頻繁に使用する技についてである。彼ら彼女らは、親密な関係における「適切な距離」というのを明らかに苦手にしているように思う。

人と人との距離感が適切に保てない、というと、まず最初に私が想起するのは自閉症スペクトラム症の特性を持つ人々である。われわれは、通常言葉の論理だけでなく、言葉の文脈や表情、態度といった複数のコンテクストを総合的かつ瞬時に見極めて、相手が「要は」なんと言おうとしているのかを判断し、それに対して反応している。しかし、自閉症スペクトラム症の特性の強い人は、この文脈や雰囲気を汲みとることを苦手にしていることが多く、相手の「要は」を適切に判断できず、「相手にとって」不適切に近い距離感で接してコミュニケーションがうまくいかないことがある。あるいは、ある言葉を相手にかけるということが、相手に及ぼす影響というのを想像できず、「相手にとって」失礼な発言をしてしまうということがしばしばある。

しかし、ここでいう距離感が適切に保てない、というのはまた違う話である。距離感が「分からない」のが自閉症スペクトラム症とすれば、距離感が「怖い」のが偽者クラスタといえるのではないか。と、連想が進んでいく。

剣道のことをふと思い出した。私は学生時代剣道をしていたのだが、剣道には間合いというものがある。それぞれの間合いには名前がついており、「一足一刀の間合い」という、竹刀の先と先が少しだけ交わる距離というのが相手に対峙するときのスタンダードである。この距離においては、一歩入れば相手を打突でき、一歩下がれば相手の打突を外すことができるわけだが、一瞬後には打つことも打たれることもあるという状態は、強い緊張感をもたらす。逆に、これ以上遠い距離は「遠間」といい、相手を打つこともできないし、逆に打たれることもない。ある意味安心な距離である。「近間」はただちに打つかくっつくか離れるかしないと、逆に打たれてしまう距離なので危険だが、くっついてしまうと（つばぜり合いという）くっついている間は打たれることはないので、これはこれで安心な距離である。

距離への恐怖は、この一足一刀の間合いでの剣道家の恐怖に似ているような気がする。

通常人間関係は、ある距離感で始まり、「一足一刀の間合い」に相当する、ある距離感において「練る」段階があり、ここを経て親密になっていくという過程がある。しかし、一足一刀の間合いには緊張感を伴う。相手に対峙したとき、ここで攻め合い、「練る」という過程に恐怖を感じると、「練る」ことをせずに出合い頭に打突をしたり、いたずらにつばぜり合いに持ち込んだり、あるいは打たれないように距離をとり続けることが剣道ではあるが、この試合中の心理にたとえることができるような心の動きが、偽者クラスタの人々が親密になる過程でしばしばみられると思う。

しかしまあ剣道は（雑にいえば）「戦い」なので、人と人が親密になっていくこととはまた違うわけだが、「距離の調節をしたくなる」という共通点はある。すなわち、親密になるのに必要なある距離感において、このクラスタでは、相手が離れていってしまうかもしれないことへの恐怖や、自分が相手によって無価値にされてしまうような恐怖が強く体験され、その恐怖を解消するために、距離をとるわけである。

さて、この距離のとり方にも、大きく3つのパターンがあるように思われる。それが「分散」と「かりそめの関係」、そして「人から離れる」である。

分散

いま分散という言葉を使うと分散登校しか思い浮かばないのだが、そのうちそんな言葉も死語になるのだろう。

さて、分散という距離のとり方について考える。これは、ある距離感に置かれたとき「相手が離れていってしまう」恐怖が喚起されることで発動される技である。

少し分かりにくいかもしれないので極端な例をあげれば、メンヘラ・地雷的な性格の人を思い出してほしい。彼女たち（もちろん彼らでもいいのだが）は、恋人の帰りが遅いとき、一般的な感覚であれば「仕事が長引いたのだろう」と思うような場面で、「他の女のところにいったのかもしれない」「私は捨てられたのかもしれない」というやや現実から離れた空想を抱きやすい。

そうすると、次の行動はＬＩＮＥである。「いまどこー?・」と送るが、相手は仕事をしているので当然既読はつかない。しかし、既読がつかないことによってより不安・恐怖感は増大し「ねえ19じにかえってくるっていったよね？」「どこー?・」「ごはんつくった」「もういい」「わたしのことすきじゃないっていってしってた」「さようなら」などと３００通くらいＬＩＮＥを連投してしまい、仕事を終えた彼氏がスマホを確認してギョッとする、というようなことがある。

これは顕著な例だが、偽者クラスタの心の中にも同じ心性があって、ふとしたタイミングで「私は捨てられたのかもしれない」という思いが出現する。とはいえ現実的には「そうかもしれないし、そうではないかもしれない」ということが理解できているため、実際相手にＬＩＮＥを３００通送るといった行動はとらずに、「分散」をさせる。言い換えれば、モヤモヤを相手に直接ぶつけてしまわないように、別の人でモヤモヤの処理をするのである。

近年は、インターネットがあるために、別の人を探すという行動が以前と比較して容易であり、実際に行っている人も多い。特にマッチングアプリは、そのツールとしてどう考えても頻用されている。

マッチングアプリは数年前まではまだいかがわしい雰囲気があり、登録しているなど公然と口にする人はほぼ皆無だったが、2021年の時点ではコロナの影響もあってか、出会いの場としてむしろポピュラーになっているといってよいだろう。

私の感覚にすぎないが「遊んでいる」「チャラい」「心に闇を抱えている」などと形容される人ではなく、その辺の普通の人が婚活をはじめとしたパートナー探しのために利用している気がする。

さて、マッチングアプリと一口にいってもいろいろあるわけで、婚活をうたったアプリは婚活している人が多く、婚活の色彩が薄まるにつれて、刹那的関係を目的にしている人が増えてくるし、さらに出会い系サイトに近づけば近づくほど「刹那的関係を目的にしている人」をカモにしようとする悪質な業者の割合が増えてくる。

あくまで婚活を軸にした金銭の授受を介さない異性愛の例について述べたが、同性愛向け、あるいはパパ活向けのアプリもそれぞれに同様のグラデーションを有しているものと推測されるし、会員数の多いアプリは婚活、友人づくり、刹那的関係、異性愛、同性愛、パパ活と多様な関係を認容していることが多い。

私の友人は、Tinderというマッチングアプリで何百人もの男性と会っていたが、チャラチャラ遊んでいるという雰囲気ではなく、毎回真剣そのものというノリで私にも頻繁に恋愛相談をしてきた。彼女はTinderで仲良くなってLINEを交換しやりとりをし始めるとただちに相手を好きになってしまうが、向こうは大抵遊び人なので返信はいい加減で、ちょっと返信が返ってこないだけで私に相談してきたり、またTinderで別の男とメッセージのやりとりをしつづけるなどしていた。

マッチングアプリでは、ただちに別の人と出会うという行為が可能になる。「私は捨てられたのかもしれない」と思った瞬間にアプリを開けば別の新しい対象と会話ができるし、場合によってはその日にデートをしたり肉体関係を持つことができるわけであり、「彼氏」によって生じた不安・恐怖を「別の人」でただちに解消できる。これがひとつの対処行動のパターンとなっている人は少なくない。

かりそめの関係

こちらはもう少し距離をとることが常態化しているときに起こりやすい。すなわち「恋人」という関係を結ぶと、相手に見捨てられることへの恐怖や、自分の存在が相手によって無くなってしまうような恐怖が出現するため、そもそもそういう関係にならないように、かりそめの関係しか結ばない、というストラテジーをとるようになる。

たとえば古典的（?）には一部の不倫関係などである。相手に妻子がいるということは、それ以上関係が進展しないことを意味している。ドラマなどでよく「いつ奥さんと別れるの?」と真実の関係を迫るシーンが出てくるが、ああいう人がいる一方で、もっと割り切って「妻子がいる相手と交際する」という関係に安定感をおぼえている人もまた多くいると思われる。

マッチングアプリというのは本来相手を見つけて一緒に「卒業」するみたいなコンセプトがサービスの提供側からすれば前提とされていると思うのだが、永遠に退会しない人というのもまた存在している。そのなかには「真実の愛」みたいなものを一生探し続けている人もいるわけだが、時間が空いたときに適当に会って遊んで恋人的な感覚を満たそうとしている人が複数おり、それ以上に距離が近づきそうになったり、関係が終焉するなどして距離が離れると、心に生じた処理不能な距離の磁力で次の人をまた探したりする。本人としてはこれはほぼ無意識に行われており、意識的には「恋人探し」をしていることが多いというのも特徴だと思う。

こういう話はしばしば診察室でも患者から語られることがあるが、「チャラチャラしている」「遊び人」といった表層的な認識から、「いい男を見つけて早く結婚したほうがいい」などといった規範的な助言をするとただちに治療関係が厳しくなる。

冒頭のパパ活女子(p.j)をみたときの連想も「かりそめの関係」に由来する。つまり、たぶん、多くのｐ・ｊはシンプルにお金がほしくて我慢しておっさんと食事にいくわけだが、そのほんの一部には、「妻子がいる」「金銭を媒介している」ということが、関係を結ぶ上での安心感となっている人がいる。逆におっさん側も、妻子がいるものの、おっさんは仕事に没頭し、妻はキンプリに没頭といったように、結婚しているのに「かりそめの関係」のような状態で関係が固定化している人がおり、寂しさなどを感じたときにおっさんが別の「かりそめの関係」を求めてｐ・ｊを探そうとするというのはしばしばあることだと思う。

人から離れる

そもそも人と親密になることを避け出す人も出てくる。これは適応的であれば趣味に没頭したり、出世に一生懸命になったり、芸能人などに「推し」をつくってそればかり応援したりする、といった行動に現れやすい。適応的でない人の場合、人から離れるために連絡先を全て消去するなどして部屋に閉じこもり、でもしばらくすると寂しいのでまた人と仲良くしようとして結局うまくいかず、また人から離れるという永遠の往復運動のループ、昔物理でやった球体の無限衝突のような動きをすることになる。

蛙化現象

「好きな相手がこちらを好きになると気持ち悪く思ってしまう」現象は、蛙化現象と呼ばれているが、私の言葉ではないし、さらには心理の業界に膾炙したテクニカルタームではない。どちらかといえば、YouTubeやTwitterなどで検索するとたくさんヒットするような一般語である。10－20代女性に最もよく知られた言葉なのではないかと思う。この言葉、テクニカルタームではないと言ったものの、初出は２００４年の日本心理学会大会での発表（藤沢、２００４）であった。

さて、この現象は不思議である。そもそも好きなのだから、向こうから好きになられたら嬉しいのが普通の感覚である。しかし、好きになられた途端に気持ち悪くなってしまうのである。

これは偽者クラスタの「距離」の問題と似ているように思える。つまり、近づきたいのである。近づきたいのに、近づくと今度は近いことに恐怖をおぼえ、距離をとる、という行為に及ぶのが偽者クラスタなわけだが、近づいたときに恐怖ではなく「相手の気持ち悪さ」を体験するというのが蛙化現象である。

おそらく蛙化現象において、相手のことを好きなとき、近づきたいときには、「現実の相手」と「想像の中で理想的につくり上げられた相手」が同じ存在になっている。しかし、いざ近づいてみると、「現実の相手」と「想像上の相手」が違った挙動をするという事態に直面するため、同一化の幻想がただちに解除され、気持ち悪く感じるという仕組みなのではないかと思われる。

一方で偽者クラスタの距離の問題は、近づくことで相手に見捨てられたり取り込まれたりすることへの恐怖が出現し距離を再びとる、というような「往復」が特徴であって、厳密には違う仕組みで作動している現象という気がする。

YouTubeで蛙化現象についての動画を見ていると気づくのは、まず10代後半から20代前半と思しき女性による動画が圧倒的に多いということである。これは、恋愛相談のような番組を発信しがちなのがこの年齢であるというバイアスはあるが、蛙化現象が10代後半から20代前半の女性に好発する現象であることを示唆しているように思う。

さらに「うちも蛙化やったけど治ったんやけどな」「治った蛙化の子もおるし」などと、自然軽快が見込まれることを示唆する発言が多くみられる。そこで勧められている「治しかた」は現実の相手と想像の相手のギャップを早めに埋めておくという話が多く、歳をとったり経験を積んで現実を知った20代後半以降には起こりづらい現象なのかもしれない。

一方で偽者クラスタの距離の問題はそう簡単に解決することは少なく、「分散」したり「かりそめの関係」になったり「人から離れ」たりするようなやり方で、どうにか人と関わっていきながら、どこかで折り合いをつけようとしている人も多い気がする。

今日は木曜日でもともとは外来の日なのだが、1日新宿を歩き回って終わってしまった。明日はどこでなにをしようか。

じゃあね～という声がして振り向くと、東南アジア風にしつらえた内装が特徴のホテルから、さきほどのおっさんと地雷女子が出てくるところだった。もうそんなに時間が経っていたのか。おっさんは「ん、ではまた」と言って新宿三丁目方面に歩いて行った。地雷女子は角を曲がってなぜかそこに隠れており、スマホでなにかを打ち込んでいた。しばらくすると黒い車がやってきて、地雷女子はその後部座席に乗り込んだ。運転している男の眼光が鋭くて、私は咄嗟に目を逸らしたのだけれども、地雷女子がおっさんのことをなんとも思っていないことが確信されて妙に寂しかった。パジャマを着た女性3人組が「きめえええええ」となにかの話題に爆笑しながら目の前を通過していって、私は一体いまどこでなにをしているのか皆目見当がつかなくなってしまった。

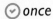

何度目の朝食か

♡2

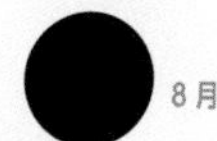

8月12日　10:11

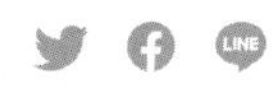

私は朝が弱い。驚くほど弱い。朝病院に行くと、「え、大丈夫？」と、私の顔を見た人がほとんど毎日言ってくるくらい朝に弱い。

朝に弱いとはどういうことか。

まず起きられない、全身倦怠感がある、食欲がない、嘔気がある、頭が回らない、便通が悪い、頭が回らない、と2回同じことを言ってしまうくらい頭が回らない、とまた同じことを言ってしまう。

このようなことをうだうだ話していると、たいてい「分かった！ 朝ごはん食べてないでしょ！ ダメだよ〜朝はしっかり食べないと！」などと言って、私の肩のあたりをぽーんと叩いてくるお姉さん的な人が登場する。羨むくらい

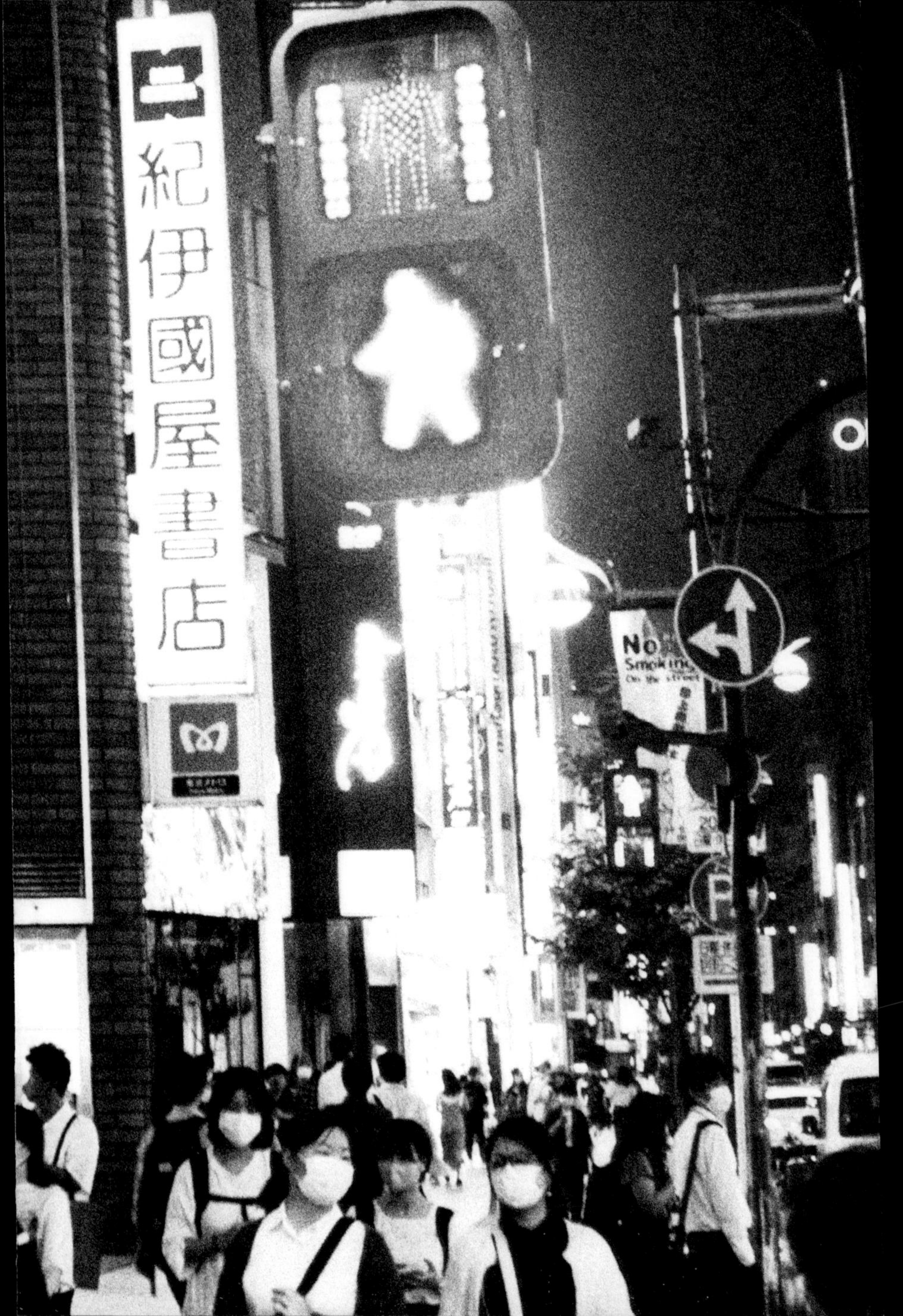
紀伊國屋書店
No
Smoking
On the street

健康な。

大学生くらいの頃は「え〜そうすか〜?」とか言いながら実際に食べてみたりしてした。そして嘔吐した。当たり前である。すでに嘔気があるのだから。

つまり順序が逆なのである。

そこで「いや、気持ち悪くて食べれないんです……」と言うと、「朝起きた瞬間からお腹がすきすぎて気持ち悪くなること私もあるよー」などと言われてしまう。

違うのだ。朝にお腹がすくこと自体この三十数年で一度もなかったのだ、私は。

つまり朝ごはんを食べると元気が出るという人は、朝ごはんを食べる前から元気なのである。

といった話をぐずぐずしていると、だんだん向こうも面倒になってくるのか、「うーん、とにかく食べてごらんよ。やってみないから元気でないんだよ」みたいなノリになってくるのでこちらも面倒になってきて「うん、そうだね!ありがと!」などと言って会話が終了する。

私の中には「分かってもらえなかった」という感覚だけが残る。不調を訴えるなどという甘えたことをした私がアホだった、という気がしてくる。

すると私の朝ごはんアレルギー、転じて朝ごはん食べてごらんよアレルギーは加速度的に増悪し、健康そうな発想をしている人を見ただけで嘔気がするようになってしまう。

そのようなひねくれ三太郎(架空の人物である)として日々を

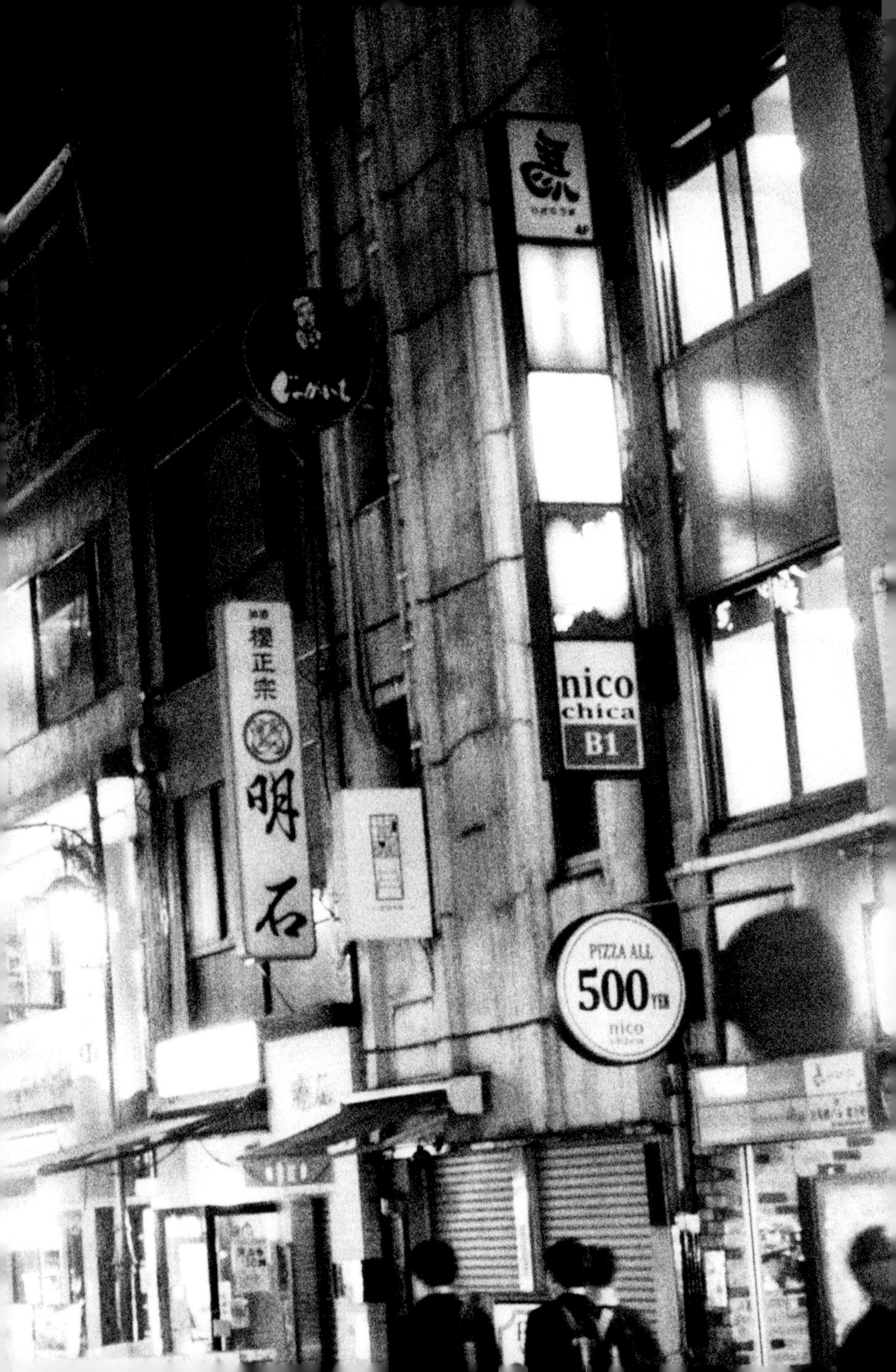
櫻正宗
明石
nico
chica
B1
PIZZA ALL
500 YEN
nico

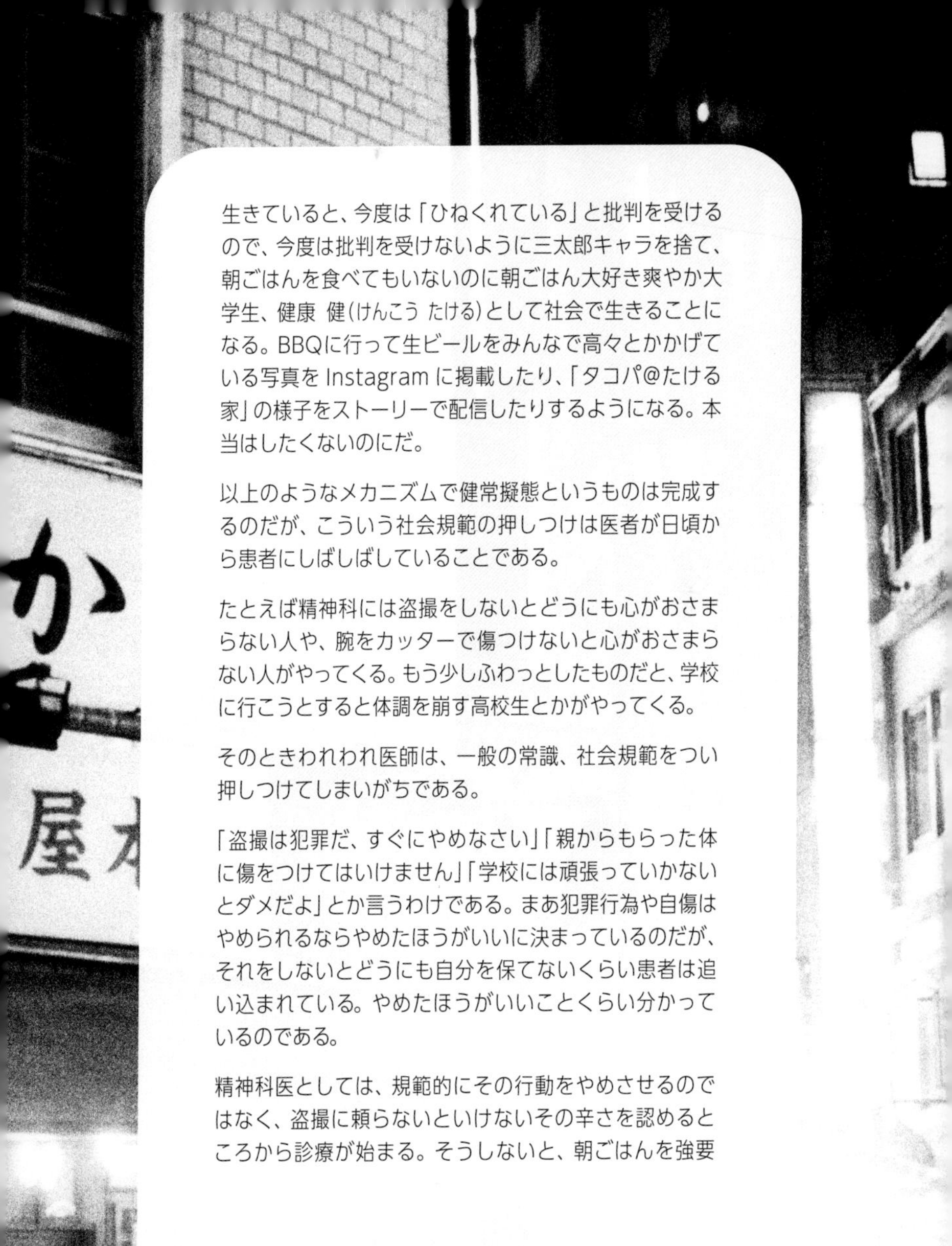

生きていると、今度は「ひねくれている」と批判を受けるので、今度は批判を受けないように三太郎キャラを捨て、朝ごはんを食べてもいないのに朝ごはん大好き爽やか大学生、健康 健(けんこう たける)として社会で生きることになる。BBQに行って生ビールをみんなで高々とかかげている写真をInstagramに掲載したり、「タコパ@たける家」の様子をストーリーで配信したりするようになる。本当はしたくないのにだ。

以上のようなメカニズムで健常擬態というものは完成するのだが、こういう社会規範の押しつけは医者が日頃から患者にしばしばしていることである。

たとえば精神科には盗撮をしないとどうにも心がおさまらない人や、腕をカッターで傷つけないと心がおさまらない人がやってくる。もう少しふわっとしたものだと、学校に行こうとすると体調を崩す高校生とかがやってくる。

そのときわれわれ医師は、一般の常識、社会規範をつい押しつけてしまいがちである。

「盗撮は犯罪だ、すぐにやめなさい」「親からもらった体に傷をつけてはいけません」「学校には頑張っていかないとダメだよ」とか言うわけである。まあ犯罪行為や自傷はやめられるならやめたほうがいいに決まっているのだが、それをしないとどうにも自分を保てないくらい患者は追い込まれている。やめたほうがいいことくらい分かっているのである。

精神科医としては、規範的にその行動をやめさせるのではなく、盗撮に頼らないといけないその辛さを認めるところから診療が始まる。そうしないと、朝ごはんを強要

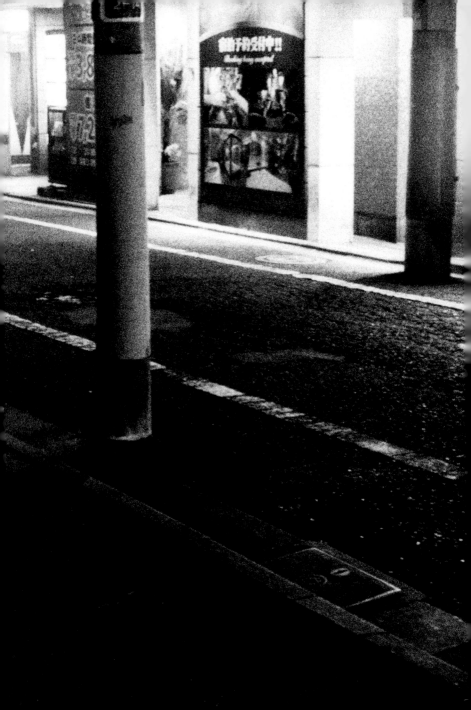

された私のように（程度の問題はあれ）、「分かってもらえない」気持ちが強くなり、ひねくれ三太郎と化して孤独を深めてしまうか、健康　健として明るい顔を外には見せつつも裏では盗撮をやめられない、といった表と裏の顔の乖離が進行してしまう。

だから、どこまで規範意識を切り離せるか、というのが精神科医としてやっていくために、わりと序盤で身につけなければならない技術なのだが、これは医師の特性に大分依存している。私のように規範意識がもともと低い人間は、あーそうですか、としかはじめから思わないが、厳格な医師は口に出して言わないまでも、けしからん、という気持ちが心に現れたまましばらく消えず、反応がワンテンポ遅れてしまうということに悩まされるかもしれない。

しかし診察室が安全な場であると認識されない限り、診療は始まらない。安全な場というのは、道徳的に / 法的に正しいことが行われる場ではなく、個人的搾取もせず、社会的規範を超えて患者に理解を示そうとする治療者のいる場である。

ちょっといい話だと思って、危うく「いいね」をつけそうになった人がいるかもしれないが、これだってやや道徳的な色彩がある。いい話すぎる。もっともらしすぎる。

患者であった元アイドルと精神科医が交際みたいな記事を以前見たことがある。患者の犯罪行為に対しては規範意識を離れて考えることができても、身内の違反行為に対して「個人的に搾取してとんでもない人間だ！ けしからん！」と怒る気持ちが出てくるようであれば、まだまだ規範的なのではないかと思ってしまう。

当然、これは境界侵犯といってしてはならない行為だし、そんな恐ろしいことをしてしまわないように日々訓練をしたりスーパーバイズを受けたり仲間同士で外来の振り返りをするわけだが、なかにはしてはならない行為を踏み越えていく人も当然おり、そういう精神科医が今度は患者として目の前に現れたときにも同じように「あーそうですか」と自然に言えるかどうか、もっといえば身近な仲間が重大な犯罪・違反行為をしていても、「あーそうですか」と言えるかどうかは重要なことなのではないかと思う。

当然仲間が重大な犯罪・違反行為をしたら、ぶちぎれるのが人情である。雨の中で相手を殴り、肩を揺さぶって「なあ? 目を覚ませよ! 負けたままでいいのかよお前!」と叫ぶのがJ-POP的道徳であり、これを感じない、というのはかえって不自然ではないかとも思う。

しかし、気づいたら私はこのJ-POP的道徳もどこかに捨ててきたらしい。自分の外のことはなにもかもコントロールできないという諦念が常にあるのだ。それは治療者としての長所にはなりうるが、人間としての短所である。

職能のために人としての心を失った俺、みたいな厨二感のある設定に浸って気分を良くしていたところ、廊下の向こうから神々しい光に包まれた貴婦人が近づいてきて「先生、朝ごはんを一緒に食べましょう」と言った。

その後の記憶が全くなく、私はどういうわけか出勤もせずにベッドに横になっている。お腹いっぱい食べたせいなのか起きられない。全身倦怠感がある、食欲がない、嘔気がある、頭が回らない、便通が悪い、頭が回らない。私は朝に弱い。

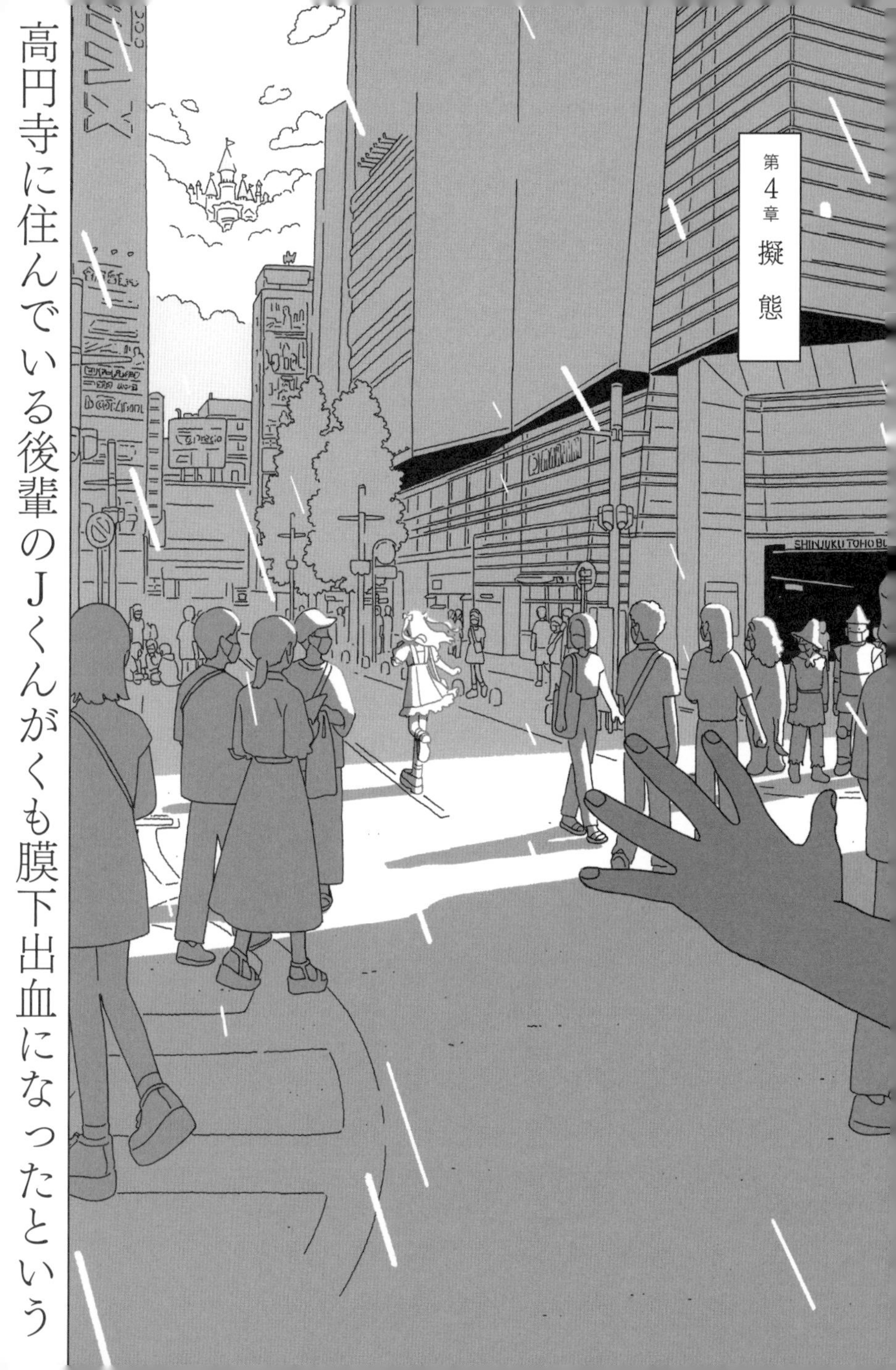
第4章 擬態
高円寺に住んでいる後輩のJくんがくも膜下出血になったという

ことで、幸い軽症ですぐに退院したそうだけれども、まだ自宅療養を続けているという話を随分前に聞いていて、それで今日はSくんを誘ってお見舞いに行くことにした。

高円寺は馴染みのない街だった。総武線の中野駅から吉祥寺駅くらいまでの間に、どの順番で並んでいたかは覚えていないけれども、似たようなサブカル街が連続して並んでいて、私はその雰囲気が苦手だった。Jくんの家で、そんな話をする。「先生はメジャーどころが好きってことですね」そう言われて、ああそうかもなとちょっと恥ずかしくなる。

私は王道を歩けない人間だった。サッカー部のエースストライカーで成績も首席、通学路で怪我をしている老人やなんかを助けて市長に表彰される心優しい青年で、顔も横浜流星、とかだったらこのようにちまちまとした文章を今書いているということもなく、生きているだけで月9、生きているだけでNetflixオリジナルドラマ、みたいな人生だったはずなのに、一体どこで道を踏み外したのか。と絶望してみても別に踏み外したとかではなく最初からそうではなかっただけなのだが、少なくとも私はこの32年、王道から外れた者の生き方というのをしてきた。

だからこそ、王道に憧れるのだ。憧れるがゆえ、同族嫌悪的に、王道を価値下げしてサブカル好きになる一部の集団があまり好きではなく、俺は違う、みたいなスタンスをとりたいダサい心性が自分のなかにあり、それがサブカルの象徴である高円寺を好きになれない理由なのだと思われる。ダサい。

などと昭和のモラトリアム青年みたいな話を3人でしていた。3人のなかでは私がいちばん中途半端に王道コンプレックスがあり、Ｊくんは真逆でニッチな趣味に突き抜けていた。

ここにいる3人は、みんな適応よく仕事なんかをしているけれど、実は奥底に危ういところがあって、でもそれをうまく隠して生きてるよね、みたいな話で盛り上がる。昭和のモラトリアム。いや、昭和のモラトリアム青年は果たしてこんな話をしていたのであろうか。それに、当たり前のように自分のことを青年と称してみたが、32歳にもなって自分を青年と思っているのはちょっとキツいのではないか。32歳の量産型アイドルみたいな感じで。

1時間くらいで帰るつもりだったのだが気づけば夕方だった。Ｓくんと中央線で帰る。Ｓくんはジャニーズ系の爽やかな青年で、人当たりもマイルドだが、一歩踏み込むとまあまあイカれている。飲酒もしていないのにこの日もまあまあイカれた話をしていたのだが、なにを話したのか忘れてしまった。とはいえ、そのイカれ方を隠す技が3人のなかでは圧倒的だったので、私はいつも参考にしていた。

新宿駅で降りて独りになったあと、みんなでした議論について反芻していて、健常擬態、という言葉を思いつく。これだな、健常擬態。

私たちは地球人に化けている宇宙人のように、人間に化けている寄生獣のように、自分たちの素性が知れないよう健常に擬態している。

世の中には2種類の人間がいる。この感覚が自分に当てはまると思う人と、思わない人だ。さて皆さんはどっちだろうか？

健常擬態が必要な人というのは、素の自分では社会とどうしても折り合いがつかないのである。よって、そのまま生きていたら社会から排除されてしまうので、社会に適合しうる「健常スタイル」に自らを変形させて生きていくという方法をとっている。

これは、本丸を守るために二の丸や三の丸があるのと似ているかもしれない。つまり、本丸だけだと簡単に敵に攻め落とされてしまうから、外側に本丸を守るための仕組みをつくって、そこでもってまず攻め込んできた敵と戦うわけである。

偽者クラスタも、基本的に健常に擬態しており、容易にその本丸は姿を現さない。

本丸は隠さなければならない傷つきであり、本丸が暴かれてしまったら、本丸を世間にさらけ出し、自分でも向き合わなければならなくなる。それだけは避けたくて、二の丸・三の丸で鉄壁の防御をつくるのだ。

偽者クラスタにおいては、本丸という傷つきを隠す手つき、仕草に特徴があり、そこからその健常性が本丸の健常性ではなく、二の丸・三の丸のつくられた健常性であることが分かるのである。

その本丸という傷つきを隠す手つき、仕草の特徴について以下で紹介していく。当然皆が全ての仕草を持っているというわけではなく、このうちの複数（あるいは全部という人もいるが）を持っているということである。

沈黙は金

公共性のある場、たとえば会議とかで、本当は意見があったり、全く異なる考えがあったとしても、発言することで目立ったり攻撃を受けたりすることを避けるため、黙って大多数に雰囲気を合わせるような仕草をいう。これは世間カメラの話と同じだが、喋ることで「あれ？　変なやつ？」と思われ、その非健常性が露呈するのを防いでいるという側面がある。

会議に限らず、なるべく控えめに振る舞うとか、促されない限り発言はしないとか、なるべくツイートしないとか、そういう態度に現れてくる。とにかく公共の場での抑制が過剰にかかるのである。じゃあ控えめな人なのかなと思って仲良くなると、ものすごく自分の意見を強く持っていてそのギャップに驚く、というようなことがしばしばある。

目立ってしまうことで、普通っぽさよりも個性が際立って世間に認識されると、当然世間には批判する人がでてくる。このたったひとつの批判にも耐えがたい苦痛を感じるため、このクラスタの人々は「沈黙は金」を貫くのである。

私はといえば、当然この特徴はあるわけで、会議では基本発言しない。もう本当にのっぴきならない事情、たとえば「明日からみんなの給料を半分にしてそのお金でヤギが住む御殿を建設しようと思います」みたいな意見が「なるほど大事ですな」「それは今すぐにそうしましょう」みたいになってしまったらさすがに意見するだろうが、ヤギ御殿レベルにならなければ基本はなにも言わないでいる。

研修医の頃「伸びる人はカンファランス（会議）で積極的に質問する」みたいな規範的な教えが日本全体に充満していて、そんなの冷静に考えればキャラ次第なのだが、向いていないのに過剰に適応してしまって「すみません、頸静脈の怒張はみられたのでしょうか？」「それって無石性胆嚢炎は否定されていますか？」みたいな意識の高い「俺って分かっているぜ」質問をしたりしていたが、結局具合が悪くなることに後年気がついてそういったことは一切やらないことにした。

つまり、普通に質問できないのである。疑問に思ったら聞く、というのは普通の態度だが、周りの目線があるだけで、もうそれは普通に聞くことにならないのである。質問をしようと思っても周りの人に「くっくっく、オギュウ先生は賢そうに振る舞っているけどあんなことも知らないんだな、とんだお馬鹿さんだ」「けけけけけ、質問するときの声がうわずっているぞい」「あぎゃあああああ」「ぷぷぷ、顔が真っ赤になってるじゃない」などと、時折正体不明の怪物の叫び声なども混じっているが、周りの人が自分を見て悪く言うイメージで頭がいっぱいになってしまう。

そうすると質問できるときというのは、こう質問すれば「す、すごい質問だ、500年にひとりの天才だ！」「あぎゃあああ」「いい質問だ、センスが抜きんでている」と、時折正体不明の怪物の叫び声なども混じりながらも、賞賛されるであろうことがほぼ確定的である場合に限っており、それでも質問したあとに「そんな当たり前のことを質問する理由は？」「質問したいだけの自己顕示欲が透けて見える」「みんなの時間を自分のために使っている」などと、怪物の声も混じらずに冷笑系評論家みたいな人たちに批判されるイメージがあとから湧いてきて、結局質問ができなくなるのである。

そういう長い長い思考過程の結果、沈黙は金、という選択肢をとるようになるのである。これは脱抑制（飲酒などで抑制が外れてしまうこと、と簡単に考える）の真逆で、過剰抑制である。

あえての自己開示

「あえての自己開示」というのも健常擬態の技法である。本心を隠すために、あまりにつっけんどんにしたり、表面的なことしか言わないと、「本心ではないな」と思われてかえって突っ込まれたり信用できないとか変だとか思われることがある。それを避けるために、実際に感じていることのなかで、自己開示しても大丈夫なことは、相手が信用するまで開示しつづけるという手法である。これは、本当に明かしたくないことの数歩手前まで明かすので、真実の要素をかなり含んでおり相手に信頼されることが多い。

たとえば、心のうちではAという人を殺してやりたいくらい憎んでいるとする。しかし、そんなことを言ったらとんでもない異常者だと思われてしまう可能性があるので、「実は言いにくいんだけど、Aのことがちょっと苦手なんだよね」と、なるべく嘘ではない範囲内で手前まで事実を述べるのである。

そうすると、言いにくい話をこの人は打ち明けた、ということで話に信憑性が増し、「殺したいほど憎い」という本心は隠されることになる。

あえての自己開示は、これももちろん意識的ではなく、無意識的に行われる。このクラスタでは感覚的に、ここまでぶっちゃけて注意を引いておけば、これ以上暴かれることはあるまいというある線引きを個々人が持っていることが多く、そのラインまではどこまでも開示するというのが特徴である。

逆にいえば、妙に自分のことを教えてくれるなという人に、この「あえての自己開示」をしている人が混じっていることがある。

「あえての自己開示」という技法は、ほとんどの人を騙すことができる有効な技である。騙しているわけではないのだが、自分のいちばん見ないでほしいところに突っ込まれるということはかなりの確率で回避できる。しかし、相手も「あえての自己開示」という技法を持っている場合、相手の「あえての自己開示」は雰囲気で「あえての自己開示」だなということが伝わりやすい。

なにを言っているのか分からないかもしれないが、そういうことがあるのである。たとえば私が過日、神楽坂下のスターバックスコーヒーにいたとき、隣にいた女子大生2組が話をしていた。1人（A子）はもう1人（B子）が最近やたらとブランド物のバッグを所持するようになったことに疑念を持っており、それについて探りをいれようとし続けていた。しかしB子は、A子の「えー、それめっちゃ高いやつじゃん！すごーい」「iPhone買い換えたんだ〜私はお金ないからな」「B子最近バイトあんま入ってないよね」といった、そのブランド物のバッグを購入するお金はいったいどこから得たのだ？パパ活でおじさんに買ってもらったんじゃないのか？ということを間接的に尋ね続けているのだが、B子は「うーん、まあまあしたかな、でももっと高いのもあったかな」「そだね、前からほしいと思ってて」「バイトは最近ね〜店長があれだからね」などとふわふわとかわし続けた。

そのB子のふわふわさ加減にA子はだんだん表現が直接・過激になっていき、「でもさー、そんなバイト入ってないのによく買えるよね？新しいバイト始めた？」とか「あ〜もうパパ活でもしようかな〜」などと尋ねるようになり、ハラハラしていると、B子は「実は最近、アプリ始めてさ、パパ活してるんだよね」と切り出した。A

子は自分の予想が思わず当たったことで興奮し、どんな人？　などと尋ね、それに対しB子は「実はちょっと言いづらいんだけど60歳くらいの人でさ、めちゃめちゃ気持ち悪いんだけど食事だけで10万とかくれるから」などと気まずそうに語っている。「すごいすごい！」などとA子は今にもパパ活を始めそうな勢いで興奮しつつ「でもそれ道で見られたらめっちゃ気まずくない？」などと言って笑っている。A子はやや自己顕示欲が強く、いいバッグをもっているB子に嫉妬していたが、いまはパパ活なんぞをしているB子を小馬鹿にしているといった様子ですっかりB子の話を信じていた。

しかし、横で聞いていた私はB子のこの打明け話が「あえての自己開示」であることにピンときた。まだ奥になにかある感じがすごいのである。本当に隠したいことは「めちゃめちゃ気持ち悪い」と思っていないことと「食事だけで」という部分なのではないかと思ったが、まあそれは私の空想にすぎない。

雑談上手・聞き上手

このクラスタのなかには、雑談が得意な人がいる。相手の話題をどこまでも当たり障りのない範囲で拡大したり展開したり、関連した別の話題に振ったりと、雑談で会話を埋め尽くすのが得意なわけだが、雑談を話している分、異様に映ることはない。

これは、自分の本心を語る機会を少しでも減らすために、ひたすら雑談（しかもちょっと面白い）をし続けて、相手の注意を引きつけるような技法である。この技法を「雑談上手」と呼ぶ。

また、相手に質問を投げかけて気持ち良く相手に語らせることで、自分のことを語らなくて済むように誘導するという技法もある。これを「聞き上手」と呼ぶ。

こういう人たちはとにかく聞き上手、という構造に話を持っていくことが得意なので、相手が「わたしばっかり喋っているな」とか思って質問とかをしてみるのだけれども、いつの間にかまたベラベラ喋らされているという魔法にかけられてしまうことが多い。

私は雑談上手ではないが、この聞き上手の使い手であり、普段から自分のことを話さないように話さないようにいつの間にか誘導しているなと気づくことが多い。

これまでに一度だけ、はじめて食事をした女性が自分と同じ聞き上手の属性だったことがある。たしか歌舞伎町のタイ料理屋だった。

結果的にその食事は「聞き上手」同士の天空の対決となった。無意味な会話らしき言葉の交換はしているのだが、お互い相手の出方をうかがい続けるような内容に話はすぐに途切れ、気まずい沈黙が続いた。店内のスクリーンはタイ王国のヒットチャートを繰り返し流していた。

どちらかが質問をし、それに片方が応答して、また沈黙が流れ、またどちらかが質問し、片方が応答するという堂本一問一答的な地獄の時間がひたすら過ぎた。私がなにか失礼なことを言ってしまっただろうか。どうしてこんなに話が弾まないのだろう。私のことを嫌いなのだろうか。体調でも悪いのだろうか。さまざまな推測を脳内で巡らせるものの、どうにもはっきりしない。そして気づく。彼女は「聞き上手」なのだ。

おそらくお互い俗に言うコミュ障ではないので、どうしてこんなことがあるのだろうかと絶望していた。

あまりの盛り上がらなさにお互い「あえての自己開示」も使い、ちょっとお茶目なエピソードや、こんなことといったら引かれちゃうかも！みたいなエピソードも交互に披露し、ほうら私はこんなに自分を開示したんだからあなたが話しなさい、という空気感を出しあったのだが、やはり聞き上手同士だからか、その話が本丸の話ではないということがほぼ直感的に分かり、最後まで一問一答で、ありえないスピードで解散になった。

そのあとその人に二度と会うことはなく、やはり属性が似ているだけでは妻にはならないのだなと痛感したのである。

ここまでは擬態した姿の健常性を守る仕草のなかでも、少し余裕のある状態で発揮される技法だった。もっとも外側の三の丸の防御といったところだろう。さて、ここからはもっと余裕のない状態、ここを突破されたら本丸に突っ込まれてしまうという状況で発揮される仕草、すなわち二の丸の防御について紹介する。

疾病擬態

いよいよ余裕がないとき、別の病気に擬態するということがしばしばある。もちろん無意識に、である。多くは身体症状が出現し、身体疾患に擬態することが多いが、本当に存在する稀な病気の経過として矛盾がないような症状を呈したり（なぜか家族性地中海熱に擬態する人が多い気がする）、緊急性のある疾患と思わしき症状を呈することで（腹膜炎ふうの症状が多い）、診察する側が病気なのか心理的なものなのか本気で迷い動揺するような、迫力のある症状が出現する。

私自身はこの身体疾患への擬態という技は持っていないが、内科外来で医師としてこの擬態と出会って本気で迷うことは非常に多い。ある意味内科にやってくる身体症状で、その原因が器質的なものになく、心理的なものによる要因が想定されるとき、それは全て私のいう擬態ではある。しかし、大抵は解剖生理学的に「いかにも身体疾患らしくない」特徴を複数持ち合わせているので、ほとんどの場合は検査をせずともたいてい擬態であると予想がついていることが多い。

本当に身体疾患か擬態なのか迷うとき、というのは、こちらの心が患者の醸し出す雰囲気に気圧されている。他の患者では全くそんなことを考えることはないのに、解剖生理学的に少し変なことを言っていたとしても「あれ、でもひょっとして〇〇病の可能性もあるんじゃないか？　だとするとここで強引に帰宅させてあとで病気と分かるということがあってはまずい」などという心境にいつの間にかなってしまっているのである。

つまり、このクラスタで身体疾患に擬態する技法を使う人は、医師の心のなかに「ひょっとして病気かも」と思わせるような、圧倒的な〝疾病〟性を非言語的に表現することができるわけである。

ここに医師が共謀して身体疾患の濃厚な精査を行うことは、二の丸で足止めを食らわせたい患者の無意識と共謀し、本丸の傷つきから本人が目をそらすことに加担することになる。

また、精神疾患に擬態することもある。自分の身を守るために出現する精神症状としては、記憶障害や意識消失を起こす解離という症状が一般にはもっともよくみられるが、このクラスタで解離はまずみられず、軽躁とうつを繰り返して、マイルドな躁うつ病みたいに擬態している人が多い。

躁うつ病に擬態する技は私もしばしば使っているなと思う。これについては次の章で詳しく説明したい。

隠れ代償行動

健常に擬態し続ける、というのは、少なくとも外面は健常に見せる、という意味である。つまり内面では健常ではないものが渦巻いているわけであり、その渦巻が外に出てこないように押し込めるという行為が健常に擬態するということである。

当然押し込められた渦巻きは外に出られないので進路を変えて別のところで非健常性を発揮することになるわけであり、それが種々の代償行動として観察されることがある。

健常のいちばん外側の皮（三の丸）を剥いでみると、本丸を守るように二の丸としての代償行動がみられる。それはマイルドなものであれば趣味に没頭する、アイドルのヲタク活動に興じる、筋トレやダイエットにこだわる、といったものだし、もう少し進むと飲酒に走る、賭博に走る、性的逸脱行動に走るといった表面的には「依存症」と思われる行動を呈すことがある。これは健常の顔をなんとか保つためのギリギリの努力であるため、これを強制的にやめさせるような力が加わると、途端に受診閾値を超えるということがしばしばある。

私は長らくＳＫＥ48や須藤凜々花さん（元ＮＭＢ48）のヲタク活動をたいへん熱心にしていたが、今は全くしていない。ヲタク活動をしていたのは、まあ曲がいいとかコンセプトがいいとかいろいろ理屈をつけようとすればつけられるのだが、どうしてハマらざるをえなかったのかということを考えると、なにかそのとき私の三の丸が破壊されて、本丸を変な体勢からなんとかして守らないといけない必要性があったのかもしれないなと思う。

法に触れないくらいの脱規範

いよいよもって健常擬態が保てなくなり、本丸の傷つきが正体を現わすとき、突如本丸についているロケットが作動して突然宇宙に飛んでいってしまうということがある。自分をなんとかするのではなく、世間のほうを切り離すのである。ただ、これでは全然イメージが湧かないかもしれない。

たとえば恋人関係でなにか差し迫ったことが起こり、これ以上今まで見せていた顔を維持できないと思ったとき、突然ＬＩＮＥをブロックし音信不通になったり、仕事で上司に追い込まれ、それまではうまく追従してやっていたがこれ以上は難しいとなったとき、急に「病気になった」と嘘をついたりするような行動に代表される。

人間関係リセット症候群という言葉も話題になった。すなわち、あるとき現在進行形で存在している人間関係が急に嫌になって、連絡先を変更したり、次々と友人をブロックしたり、ＳＮＳを消したりする行為のことである。「ふと」「急に」「理由なく」リセットしてしまうわけだが、実際に全く理由がなくこういうことをしているわけはなく、無意識的には健常擬態を貫くのが難しくなり、自分に向き合ったり、自分がダメージを負いながらも相手と親密になっていくということへの抵抗であることが多いと思われる。

倫理観・道徳心をパッと切断できるというのが特徴だが、これ自体があまり社会からみると褒められたことではないと認識はしているため、このようなプチ反社会行動は人目につきづらいところで行われることが多い。

私自身なにかこういうことをやっているかなと考えると意外にちょくちょくやっていて、まあ最低な人間なわけだが、自分の心を守るには重要な技法である。規範的な人がなるタイプのうつ病というのは、こういう逃走ができずに心が罪悪感に蝕まれて発症するわけであり、私は規範的なうつ病の人が社会復帰する際は、いつもこのロケットをつけて世間を少しでも切り離すようなイメージを助言をすることがしばしばある。

自らを社会に適応させるために、二の丸・三の丸を張り巡らせている人というのはこのクラスタに限らず存在している。そういう人のなかには、社会の顔と、現実の顔を使い分けることに疲れてしまう人がいたり、社会の顔のほうに違和感をおぼえたりする人がいるのだが、偽者クラスタでは、二の丸・三の丸のほう、つまり社会にみせている顔が自然過ぎて、そちらが本当の自分かのような感覚を持っている人がほとんどである。

そういう意味で、社会的な行動をしている範疇ではあまり問題がないというか、むしろ上手に問題を捌いていることが多いのだが、パーソナルな部分を出さないと前に進まない親密になる過程においては、むしろ頑張って出そうと思ってもいつまでも本

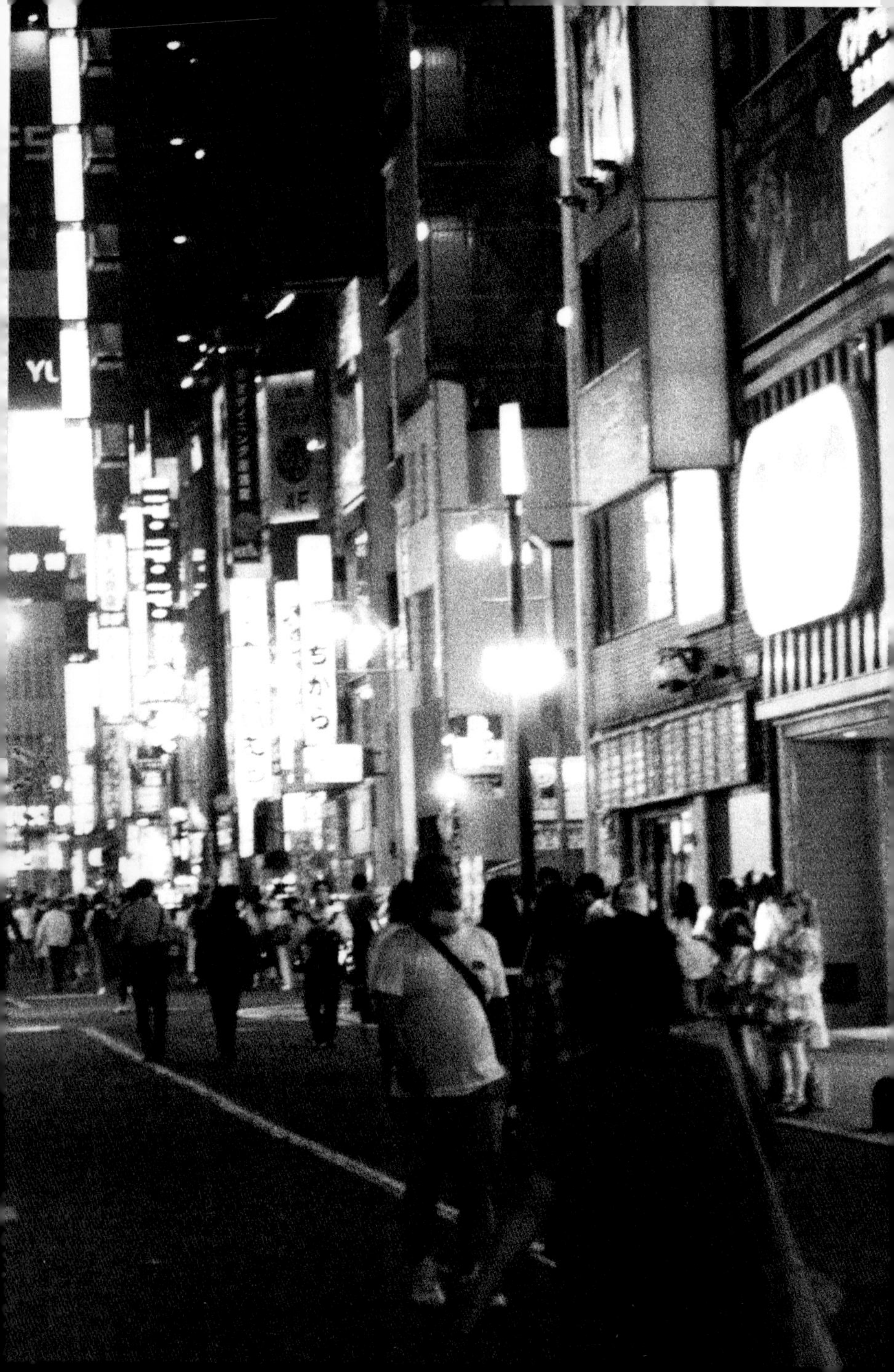
ちから

あった。

おそらくだが、心の距離というのは私のなかでもかなり核心に近い話なのではないだろうかと思う。だから、開示することに心のどこかで抵抗があるのだろう。

めずらしく早く起きた朝にぐるぐると考えていると、「ぐるぐるカーテン」という本論とは関係のない乃木坂46の曲が脳内で流れてきてしまうので、それには争わず、ひとしきり自室で踊って、満足した頃にタイトルだけ先に思いつく。

部分恋人

「恋人のカケラ」という日本の大ヒットドラマが、中華人民共和国でリメイクされたときにつきそうなタイトルだが、もちろんそのような大ヒットドラマは存在していない。部分的に恋人という意味である。

部分的に恋人、これに私は心当たりがある、というとなんだかゲスい勘ぐりをしてくるような人がいるかもしれないが、そういう話ではない。私の心のうちでは、多くの友人が、部分的に恋人として機能している気がするのである。

そもそも恋人として機能するとはいったいどういうことであろうか。あるひとりの人間には良い面も悪い面もあるが、その振れ幅を許容しつつ、全人的に（というと

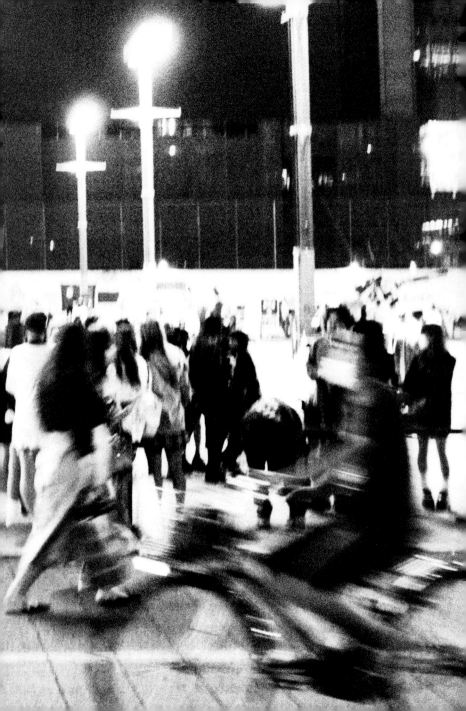

教訓めいた医者の訓示みたいだが)、ある人と付き合える、というのが恋人として機能するということなのではないかとまず考えてみる。

恋人でなくとも夫婦とかでも同じかもしれない。夫婦は恋人よりも役割が増える。あるときは夫の顔、あるときは父の顔、またあるときは会社員の顔、しかしその実の正体は……博多の英雄、モツ鍋刑事さ！と、真面目に語ることに耐えられず謎のキャラを登場させてしまったが、全人的にある人と関わっていれば、いろいろな顔をその恋人(あるいは妻／夫)にみせることになるだろう。

これはあくまで同じ人間のなかにあるいろいろな「顔」であって、「夫」「父」「会社員」「モツ鍋刑事」といった別の人間が次々と人格交代をするように登場しているわけではない。

しかし、どうも私のなかには、この「顔」の変化を許容できないような感覚があるように思う。最初に結んだ関係から、別の関係、つまり「友人の顔」から「恋人の顔」みたいな変化が起こると、「誰……？」となるのである。

いやもちろん知的には誰かは分かっている。しかし、役割が変化した瞬間に、こちらの心のなかでは強烈な違和感が生じている。その顔は違うんだよなあお前誰

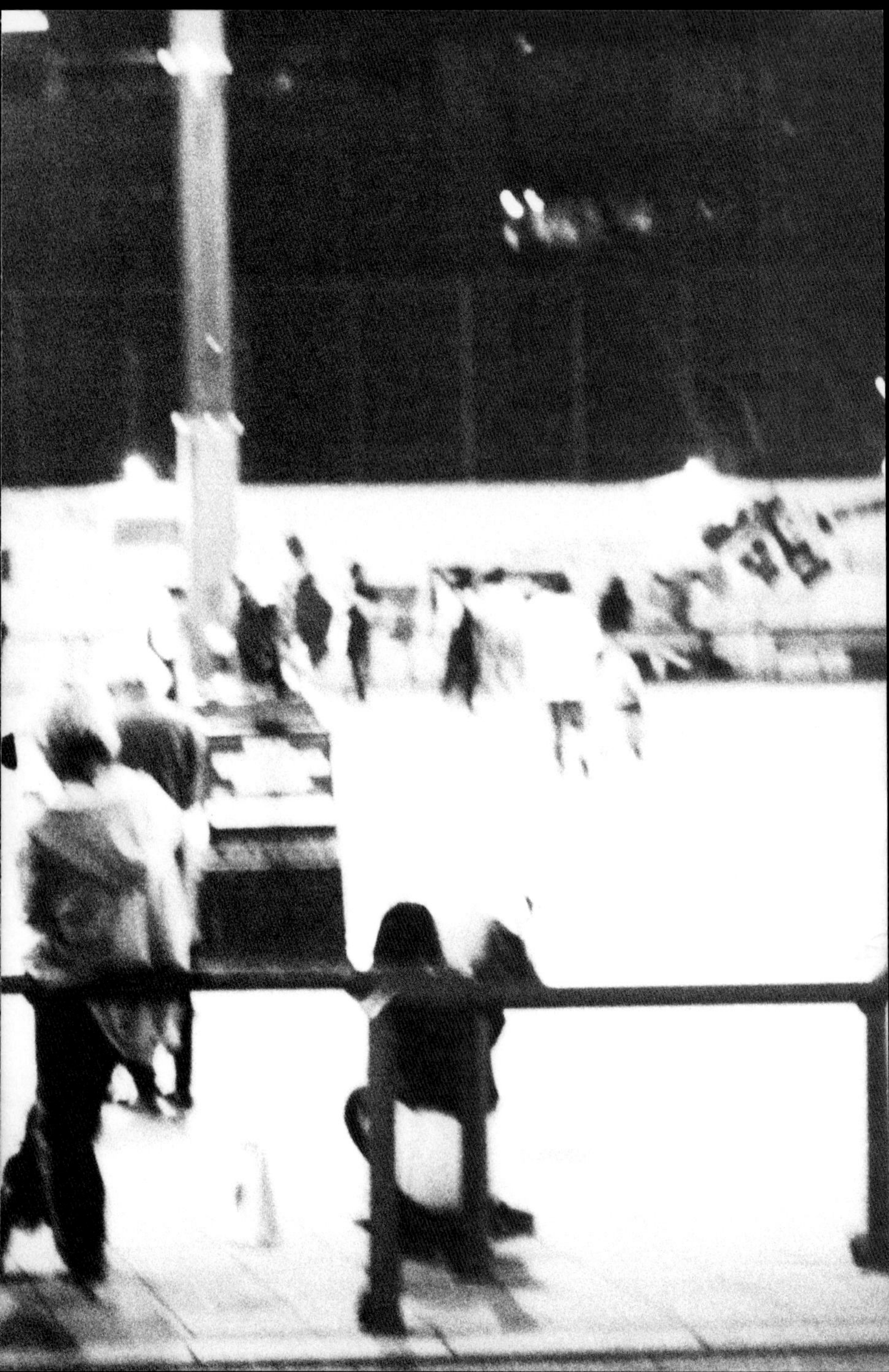

だよと感じている。

おそらくこれは、私が人に合わせて自らを変化させるというやり方で生きているから起きる現象なのだと思われる。

たとえば職場で会う人に対しては、職場での相手の顔にぴったり合わせてこちらのスタイルをオーダーメイドで都度つくる。職場ではこの人はだいたいこういう人だと分かっているのでその振れ幅は大きくない。

しかし、その職場の人が、よりプライベートな空間に侵入してくる恋人などに万一なった場合、見たことのない顔が次々に登場するだろう。そこで私のオーダーメイドは脆くも崩れ去る。その振れ幅に対応が一切できなくなり、どの面をつけて舞台に上がればいいか分からなくなってしまうのである。

そこで、部分恋人が登場する。完全に恋人になってしまうと、どの面をつけたらいいか分からない能楽師のようになってしまうので（そんな能楽師はいないが）、たとえばしょっちゅう食事に行くだけの人が登場することになる。

これは恋人の一機能にすぎない。普通は、そういう外でデートをして恋人の姿をみせたあとは、帰宅して「ちょっと、靴下裏返すなっていったでしょ」などと母のような顔になるとか、そういうことが起きてくる。

しかし、そうなると都度「誰……？」となってしまうため、役割はひとりひとつと固定するような行動を自然にとるようになる。

このような話をかつて部分恋人と飲みにいったときに話していたら、それまでうんうんと聞いていた彼女が「なーに言ってんの、そんなことうだうだ考えてないで、まずばーんと付き合っちゃいなさいよ」と急に親戚のおばさんの顔になったので「誰……？」と思って焦り、「ひょえー、参考になるよううう」などと臨時の謎キャラを登場させてなんとかその場を凌いだのだが、爾来なにをしていてもたびたびその謎キャラが出現するようになり、奇妙なやつ、会話の通じない男、などと言われて誰も食事に一緒に行ってくれなくなってしまった。しかし、外食に行かなくてもいい世界になったので、いまのうちに謎キャラを封印する謡を覚えようと思っている。

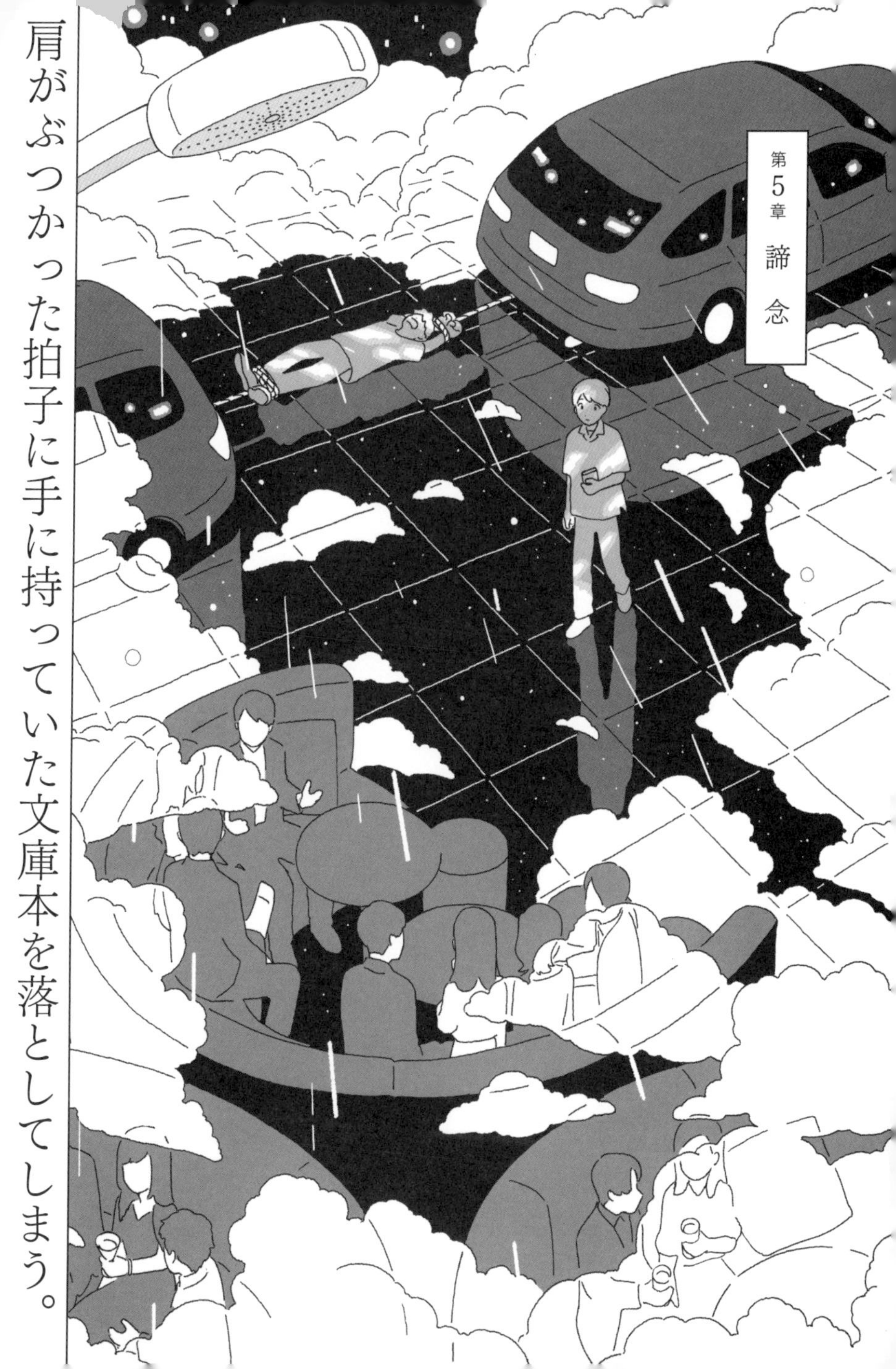

第5章 諦念

肩がぶつかった拍子に手に持っていた文庫本を落としてしまう。

直後にそれを履き古した革靴が踏みつけ、ヒールが踏みつけ、ナイキのスニーカーが踏みつける。そこでようやく私は文庫本を拾った。筒井康隆『脱走と追跡のサンバ』。

表紙が少し折れてしまっているけど、それも毎度のことだった。JR新宿駅南口、花屋の前、顔をあげて確認した時刻は8時半ちょうど。

立ち尽くしているとマスクをした雑踏が次々とぶつかってきてしまうので、NEWoMan側から外に出るとむっと暑い。でもここ数日よりはまだ涼しい。30℃にはならない日だ。たいていここから東口に移動して、紀伊國屋書店で本を買って、スタバに入って読み続ける。読み終わらなければまた次の日に続きを読めばいい。なにしろ時間は有限ではないのだから。

私は同じ一日を繰り返している。同じような一日ではなく同じ一日だ。

私は朝、出勤前に南口で花を買おうとしていた。その時点からもうおかしいのだが、私はその日初めて会う人に花を渡すつもりだったのである。ふつうであればそんなことをするはずはない。なぜならば初対面の人に花を渡したら、怖がられるか気持ち悪がられるからだ。しかし、そのときは相手とやりとりをしていて「お花がほしい!」

と言われて素直に「じゃあお花を買っていくね！」と返信していたのだった。なにか狸に化かされるとか、そういうことだったのかもしれない。

　花を持ったまま電車に乗って出勤し、定時まで仕事をして、また新宿に戻ってくる。NEWoManの前で待ち合わせだったから、私は花を持ってバスが出たり入ったりするなかを立ったまま待っていた。19時半の待ち合わせで、10分くらい前に到着して待っていたのだが、16時32分に送った「今日よろしくお願いしますー！」にまだ既読がついていなかった。嫌な予感しかしなかった。

　もちろん19時半を過ぎても相手は現れなかったし、19時28分に送った「着いております一！」にも既読はつかないし、30分経ったらしてもいいと自分のなかで決めていた電話も当たり前のように通じなかった。

　つまるところドタキャンされたのであった。ドタキャンというのは非常に多い。特によく知らない人と会うときにはドタキャンを覚悟しておいたほうがよい。しかし、時間と待ち合わせ場所を決めたあとの連絡なしのブッチはいちばん悪質だ。何年か前にも東京駅のスペインバルで待ち合わせにしていて、いつまで経っても相手が現れず、水を何度も注いでくれる店員に気まずい思いをしながら大量のパエリアをやむなく独りで食べて帰宅したことがある。頻度が高いのは、当日の朝か、数時間前のドタキャンだ。これは朝起きたら眠かったりだるかったりするままにドタキャンしたり、仕事が終わらんとするときの、これで予定がなければどんなにいいかという気持ちに任せてドタキャンしたりした経験が私にもあるから分かるし、「俺もドタキャンしたかったぜありがとな」的な気持ちに不思議となることがある。しかし、相手からすればネイルの予約を直前にいれていたり、よそゆきの服をきて出勤したりしているだろうから、これは迷惑な話かもしれない。

いずれにせよ、私は今日ドタキャンをされてしまった。雨が降っている。このように書くと、雨があたかも心を象徴しているかのようだが、雨は昼過ぎから降ったり止んだりしていて、心は関係なかった。とはいえ私は虚無的な気持ちだった。なにが「お花がほしい」だ、この野郎、車裂きにしてやろうか。小さい声で罵倒しながら南口の階段をおりて東口に向かった。向かう途中、自然に口をついて出たけど車裂きってなんだっけ、と思ってスマホで検索したところ、手足を左右それぞれ縄で車に括りつけ、同時に反対方向に車を走らせることで肢体を引き裂く刑、とあってなんて残酷なことを私は考えているのだと恐ろしくなった。アプリでドタキャンをした程度で車裂きになるなんて気の毒な人だと同情すらした。

歌舞伎町のタイ料理屋に入って食事をしようと思ったが、もうラストオーダーが終わったと言われてしまう。どの店も20時までしか営業していないのだった。区役所通りを歩いていると中国語、ついで韓国語、日本語となにかアナウンスが流れて、国際都市、と急に思う。唯一ではないはずなのだが、高級なしゃぶしゃぶ屋しか空いているところを見つけられなくて、独りでしゃぶしゃぶを食べる。着物姿の愛想のいいおかみさんがてきぱきと準備をして、私はしゃぶしゃぶを食べた。意味不明のぜいたくだ。私は邪魔になった花をおかみさんにあげようかと思って、やめた。初対面の人に花を渡されたら怖いし気持ち悪いからだ。盗聴器などが仕掛けられている可能性もある。

店を出て、新宿六丁目の交差点に出る。まだ虚無的な気分は続いていたので、家まで歩いて帰ろうと思って、時計をみると23時50分だった。いったい何時間しゃぶしゃぶを食べていたのだ。東新宿まで歩いていく道の途中で、後ろからパジャマ姿のギャルのような3人組の女が大声で話しながら横を抜いていって、楽しそうだった。やけになっていたのか、後ろから花を渡して怖がらせてやろうと急に思って後ろから忍び寄り、1人の清楚風ギャルの肩を叩いた。

その瞬間、誰かに肩からぶつかられ、私は手に持っていた文庫本を落とした。慌てて拾おうとした手をぐしゃっと革靴が踏みつけて、ああっ、と声が出る。

「あ、すいません」

50代くらいの男がこちらが怒っていないか気にした様子で頭を何度か下げて、改札の向こうに消えていく。

私はJR新宿駅南口改札と、花屋の間にいた。時刻は8時半ちょうどだった。

8月12日。ロック画面に表示されている、さっきまで過ごしていた日付をみて、あぁ、タイムループだと思う。私はタイムループものが好きなので、タイムループが起きてもすぐに気づくだろうと思っていたのだが、やっぱりそうだった。私はタイムループした。しかし、それがどうしてなんだかは全く分からない。

私は少なくとも花を買う必要はないと判断した。邪魔だからである。電車に乗って出勤し、全く同じ仕事をして、それがありえないほどしんどかった。これ以上同じ一日を繰り返すようなら、出勤するのはもうやめようと思った。私はただ帰宅し、Uber Eats でタイ料理を注文し、Netflix で韓国ドラマを観て、寝た。タイムリープ的努力はしなかった。

急速に肩にかかる衝撃で目を覚ました。ばさっと音がして、『脱走と追跡のサンバ』が新宿駅南口改札と、花屋のあいだに落ちた。革靴が踏みつけ、ヒールが踏みつけ、ナイキのスニーカーが踏みつけたあと、一瞬人の途切れた隙に本を拾う。どうやら本当に繰り返しているらしい。

最初のうちはよかった。疲れていたのでただ家に帰って寝続ける、みたいなのが何日か過ぎた。Netflixをずっと観ているのも楽しかった。しかし、だんだん飽きてきたし、本当に繰り返している、と思ったら怖くなってきた。

そこからはループから脱出するための努力が始まった。あのアプリの女が怪しいと思っていた。それで、なんとかして朝から「やっほーい」「きゃみーゆだよー今日はしくよろねん」「おいてめえドタキャンしたら犬に食わせるぞ」「知ってるんだぞ、お前がやってるんだろ?」「俺に不可能はない」「じっちゃんの名にかけて!」などと大量のLINEを送るなどして反応を見たのだが、結局既読になることはなかった。『脱走と追跡のサンバ』になにか意味があるのかと思って隅々まで読んだが、特に関係なさそうだった。すごいいい小説だと思っただけだった。漫画や映画の主人公であればこのあたりで、「待て、なにかがおかしい」とかいって、このループから抜け出す方法を思いついたりするのだろうが、現実は無情だった。「君もひょっとしてそうなのかい?」と唐突にタイムループを繰り返している仲間が現れたり、「もう3年前か……思い出したくない記憶だ。しかし君がもしあの日の僕と同じ状況なら助けないわけにはいくまい」とかいう過去のタイムループ経験者が現れるということもなく、何十回も何百回も同じ一日のループを繰り返した。

やがて私は諦めるようになった。タイムループの現実に直面したのだ。実際のタイムループには諦念がある。もうどうしようもない、自分の力ではどうしようもない、そういう諦めのなかで、淡々と同じ一日を繰り返す。

そして私はいま偽者クラスタについて文章を書いている。せいぜい1日か2日に1回くらいしか書けないし、朝になると消えているけど、それでも書く。外側を変えられないと分かったとき、私は内側に向かった。つまり、自分について知りたいと思うようになったのである。

久々にループしていることを思い出していた。諦念、今日はここから考えてみる。偽者クラスタには、諦念がある。その諦念は虚無感と通ずるものだが、その虚無・諦念とはなんだろうかと考えると、このタイムループの諦めによく似たものだと思う。

つまり、繰り返し繰り返し、主に人とのやり取りで同じ失敗や、同じ結末を迎えて後悔しては、また人を変えて同じことを繰り返す、ということを、私とこのクラスタの人々はしている。

最初のうちは、こうしたらとか、ああいうふうなやり方をしたら変わるのではないか、と工夫をしたり努力ができるのだが、だんだん、なにをしたって結局同じ、というタイムループ的な諦めが優ってしまうことになる。

この諦念については、以下のような特徴が認められる。

コミットしながらデタッチする

どんな関係でも良い。ある親密な関係がこれから築かれるというとき、通常、人はわくわくしたり、これからのことを想像してポジティブな気持ちになる。しかし、私を含むこのクラスタの人々は、どれだけ仲良くなったり、こちらが親密な気持ちを抱いても、いずれ壊れてしまう、いずれいなくなってしまう、ということのインパクトのほうが大きく、突然の終焉に最初から備える心根になっていることが多い。

私にはこの諦念が特に顕著であると思う。もっとも多いのは、プライベートで仲良くなった人とＬＩＮＥなどをしていて、突然連絡がこなくなったとき、わりと早い時点で「ああ彼／彼女は私から立ち去ったのだな」と思い、それもまあ人生だ、などと考えているうちに返信がくる、みたいな展開である。

連絡が１週間返ってこない、とかでは一切なく、18分とかで急にこの諦念が脳内にあふれ、まあこんなもんだよなあ、などと感慨に浸り始めるのである。

普通ならどうなるだろうか、成熟した人であれば、しばらく返信がこなくても、あまり気にはならないだろう。ぜんぜん返信がないことに気づいて初めて「ひょっとしてなにか傷つけるようなこと言ったかな？」とか「忘れてるのかな、もう一度送ってみたほうがいいかな」などと考えるだろう。

あるいはそういう「普通」からは外れているなかでよりよく見かけるのは、少し返信がこないだけで自分は見捨てられたのではないか？という不安が急激に高まり、それを確認するために「おーい」「もう寝ちゃった？」「返信しろよ」などと追いLINEを送って結果的に嫌われたりするような展開なのだが、このどちらでもなく「諦める」のである。

私の場合はこれの進化版もあって、どうも自分から立ち去るとは思えない人とやりとりをしていて、突然に連絡が取れなくなった場合、連絡がないということは「死んだ」のだろうと強く確信することがある。全く根拠がなく、一般的な感覚からすれば他の可能性を検討すべきなのだが、一切検討せずに死んだと思い込んだまま日々を過ごしていると後で返事がくる、みたいなことがしばしばあって、これは実際に相手から返事がこなくて、実は死んでいたということを本当に何度か体験したからなのかもしれない。

これは、関係終焉という出来事に突然襲われると心が耐えられないので、先回りして最悪のケースを想起し、小さなダメージを少しずつ食らっておくことで、関係終焉のインパクトを和らげようという試みなのではないかと私の体験からは思う。

つまり、相手へのコミットを最初から手放すことで、不安にならずに済むという手法なのである。追いＬＩＮＥをする人は、相手にコミットしているので、相手がいなくなったとき、「離脱」のインパクトを必ず受けてしまう。それはとてつもなく辛いことなので、そうではないことを確認するために追いＬＩＮＥをするわけだが、そのコミットにまつわる辛い気持ちのあれこれを手放してしまえば不安になることは絶対にないわけで、その現れが諦念だし、常に終焉を考えるという心を守る技法なのだと思う。

この諦念は、人と人とのやり取りの間ではじまることが多いように思うのだが、次第にほかの事象にも波及していくことがある。

たとえば、なにか欲しいコートやなんかがあったとする。しかし、それを買おうと思ってわざわざルミネエストに行ったのに、コートが売っていなかったらとてもがっかりするだろう。あるいは、好きな歌手のコンサートのチケットが奇跡的に取れていたとする。その日を指折り心待ちにしているわけだが、当日自分が病気になったり、仕事の急用などが入って行けなくなったらがっかりするだろう。この「がっかり」を感じないために、あらかじめ「いや〜でも行ってもコート売ってないかもね」とか「まあ当日行けるかどうか分かんないしね」などとあらかじめお流れになることを想定しておくことで、「がっかり」を防ぐことができる。

さきほどこの現象について「相手へのコミットを最初から手放す」と書いたが、正確にはコミットしつつデタッチしているのだと思う。全くコミットしない人、というと、学祭のときひとりだけクールぶって手伝わないやつ、みたいな雰囲気に思うかもしれないが、そうではない。コミットは部分的にするのである。「いやあ学祭当日はさあ」などと仲間と話し合いながらお化け屋敷のセットを楽しそうに組み立てたりするわけだが、心のなかでは「でも1週間前くらいからコロナがめっちゃ流行って中止になるかもしれないしな」などとちょっと思っておくわけである。

つまりこれは、表面上、あるいは部分的にはコミットしながら、でもどこかでデタッチしているわけである。これは直感的・規範的・道徳的には良くない行為である。甲子園球児が円陣を組んで「絶対勝つぞー！」と叫びながらも「まあでも明日には東京にいるかもしれないしな」などと思っていたら嫌じゃないですか。でも実際には彼らのなかにはそういうことを考えている人もいるはずである。

今急に思い出したのは高校1年生のとき、イギリスに何週間だかホームステイをするという企画があった。いろいろ準備をしたり、親に新しい服を買ってもらったりやなんかして行くのをみんなで楽しみにしていたのだが、1週間前にイギリスの列車でテロかなにかがあって、急遽中止になったのである。それを告げられたとき女子はみんな床に座り込んで号泣し、男子もやりきれない、という表情をしていた。引率の先生も泣いていた。

私も当然同じ気持ちになっていたのだが、私は「だったら代ゼミの模試でも申し込んでおけばよかった」「これでまた成績あがっちゃうわあ」などと明るく言っていた。まあ厨二病的な反応なのだが、こういう体験を経て、後天的に身につけてきた心を守る術なのだなというのを思った。

軽躁状態になる

この厨二病的反応と関係するのだが、「コミットしたらひどい思いをした」という体験をしたとき、その初回の反応で、軽躁状態になる人というのがいる（躁状態になる人もいる）。軽躁状態というのは、ハイテンションになって、なんでもできるようなパワーがみなぎってくるような状態とここでは簡単に言ってしまうが、現実の否認を伴っている。

現実を否認することで心を守るという技法なわけだが、次第にそれがあまり有効ではないという感覚に至ると、この技法は上記のような「コミットしながらデタッチする」という技法に進化していく。

しかし、軽躁をつくるという技法はまだ心の中に残っているので、すでに「コミットしながらデタッチする」が主要な心を守る技法になっている人も、ふとした機会にこれが使用されることがままある。

私の場合はどうだろうか。私は「がっかり」するようなイベントと、「人が離れていく」ことに対して「コミットしながらデタッチする」という技法を使いがちだなと思うのだが、「仕事がうまくいかない」みたいな自分の無能力を感じそうな場面になるとスーパー躁モードに突入することがしばしばある。

研修医のときはこれを生理的躁状態と呼んでいて、しょっちゅうこういうことがあった。研修医というのは、本当に人格を蹂躙されるというか、ちっぽけなアホみたいな存在として扱われる。もちろん今のご時世なので露骨なパワハラがあるわけではないが、とてもいい指導医がいる一方で、無意識に責任を押しつけてくる指導医がいたり、カンファで期待したような発表をしないと怒鳴り散らす指導医、自分の心を守るためにくどくどと知性化して注意してくる指導医などがいて、ストレスの温床であった。

「先生、○○さんの今朝の体温をすぐに言えないってことは○○さんのことなんてどうでもいいって思っていることと一緒だからね、人として失格です」などと精神汚染されたことを思い出す。その瞬間には「自分がいけないんだ」とひどく反省し、そこから生理的躁状態になって毎日朝5時台からひとりで回診するみたいな生活をしている時期があった。

今思えば体温を知りたいなら自分でカルテをみればいいわけだし、それを研修医が言えなかったら「じゃあ見といて」とかで済むはずである。人として失格などと言われる筋合いは全くなかったわけだが、無能力をつかれると、実際にどうかはさておき、軽躁をつくって心を守るという方法を使っていたことが垣間みられる。

では逆にどうしてこれについては「コミットしながらデタッチする」ができないのだろうかと考えてみると、「担当医としての責任」みたいな感覚についてはデタッチできないからだと思われる。つまり、「まあ私が〜〜〜をしなかったことで急変したらそれは天命だろう」とはさすがに思えないというところにあると思う。そういう意味でどうしてか患者さんや仕事についてはデタッチの要素があまりなく、少なくとも心的にはちゃんとコミットできているなと思うのである。それは私の自己愛というか、患者にコミットする自分がひとつのプライドとして機能しているからなのだと思うが、どうかこのプライドはなくならないでほしいものである。

この「軽躁」→「コミットしながらデタッチ」→「完全にデタッチ」という技法の進化は、そのままタイムループを何日繰り返したかどうかとパラレルである。漫画や映画で描かれるのは、この「軽躁」のあいだに無事元の世界に戻ってこられる話がほとんどであり、「コミットしながらデタッチ」はある意味でループの不条理性に適応してしまっているために、脱出できる可能性が下がっているといえるだろう。

私の「がっかり」イベントと、「人が離れていく」ことについてはもうタイムループ300日を超えているのでこれを脱出するのは至難の業である。

まあ、この日数については全くなんらの根拠もないわけだが。

と、なんらの根拠もないことを言い出してしまうなんて、私は酔っ払っているのだろうか、私は最近、キャバクラやガールズバー、果てはホストクラブに入り浸って飲酒ばかりしていた。誰かと話していないと妙に寂しいのである。話に夢中になって「それでみんな知ってる? 車裂きってのはね」と身振りをつけて両手を左右に引っ張る動きをしたら誰かの肩にぶつかってしまって、あ、と思ったときには私は手に持っていた文庫本を落としてしまう。知らぬ間に0時を迎えてループしてしまったのだ。カフェに移動して文章をまた最初から書こうと思う。この文章もきっと、0時になれば消えてしまうし、次のループではきっと書かないけれども、今回これをここに書いたということになにか意味があるんじゃないかと、そんなふうに考えるようにしている。

まわりを見渡すと、どこかに向かうサラリーマンも、後ろを通り過ぎた女子大生も、みんな繰り返しているんじゃないか、そういう気がしてくる。彼らも彼女らも、みんなそれぞれ固有のタイムループのなかを生きている。その苦しみは、彼ら彼女らそれぞれで解決するしかないのかもしれない。

22時33分、熱いシャワーを浴びて、ベッドに横になる。この瞬間が、いちばん至福のときであることは、タイムループをしていても、していなくても、全く変わっていないような気がした。

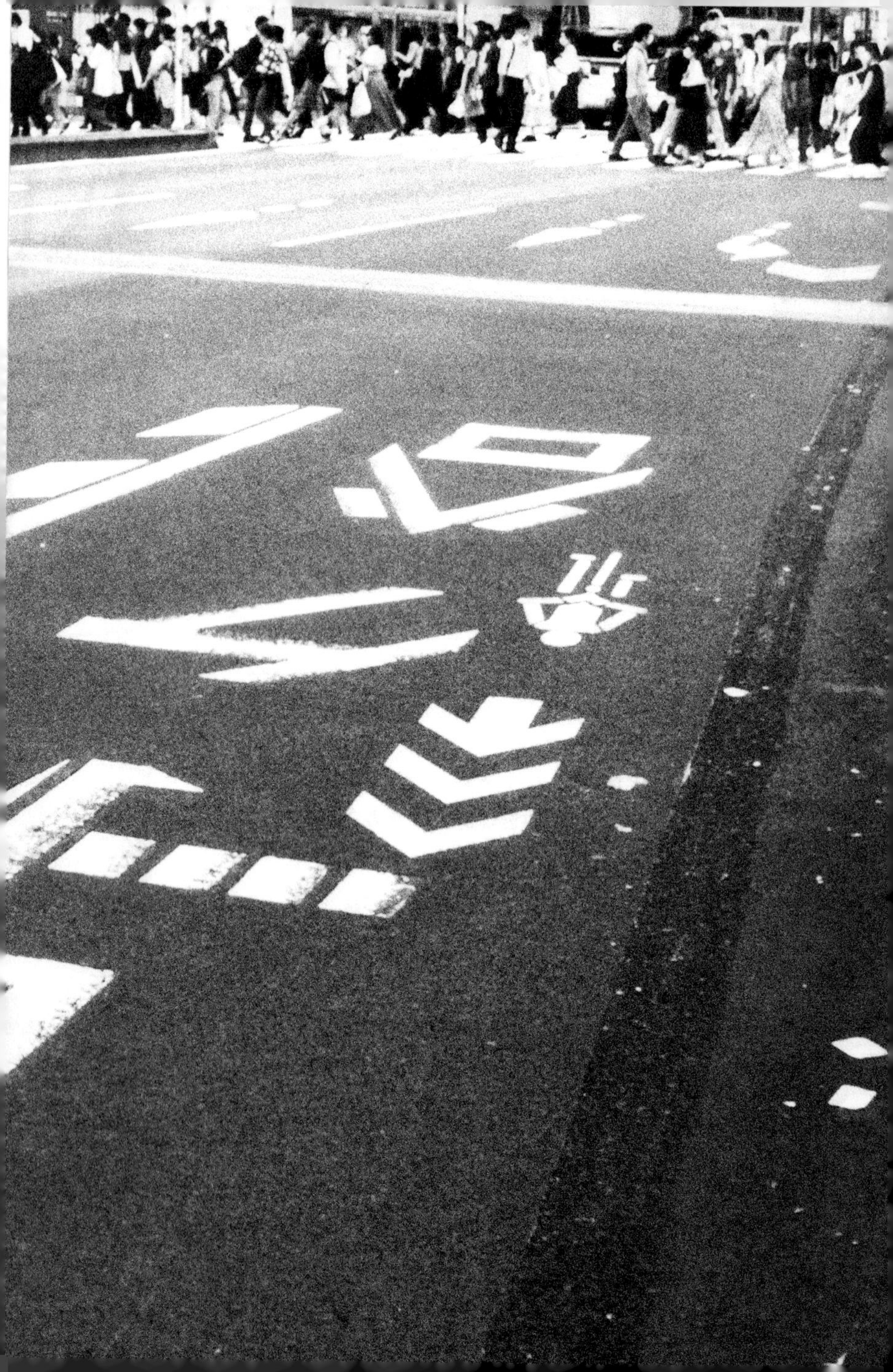

初心、忘るべからずですね！（精神科医／詩人）

といって終わってしまったら今日のonceは一体なんだったのだ、もはやそういう急展開で終わるというネタ回なのか、と読者が疑心暗鬼になってしまうかもしれないのでもう少し考えてみるしかないのだが、ではどうして私はタメ口を利いていたのだろうか。

そもそも、普段タメ口で話したくなる相手というのは誰か考えてみると、まずは家族とか、昔からの友達とか、関係の近い後輩とかである。つまり、心の距離が近い人に対して、タメ口で話したくなる。

と言いつつも、いくら仲良しでも先輩にはさすがにタメ口を使おうとは思わない。先輩というのは一体誰のことか、と明確化を求めてくる人がいるかもしれないが、まあ先輩である。それぞれの脳内で思い浮かべてほしい。地元の／部活の／職場の先輩、私だったらたぶん敬語で接する。それから取引先の人とか社会的な関係にある人にも当然敬語で接する。患者さんもそうである。

さらに、別に親しい間柄ではなくても、子どもにはタメ口で話す気がする。

と、いうと、医者は子どもにも敬語を使うべきだ、などという人が登場するかもしれない。大人として扱うことで自立の感覚を育てて云々みたいな議論は常にある。

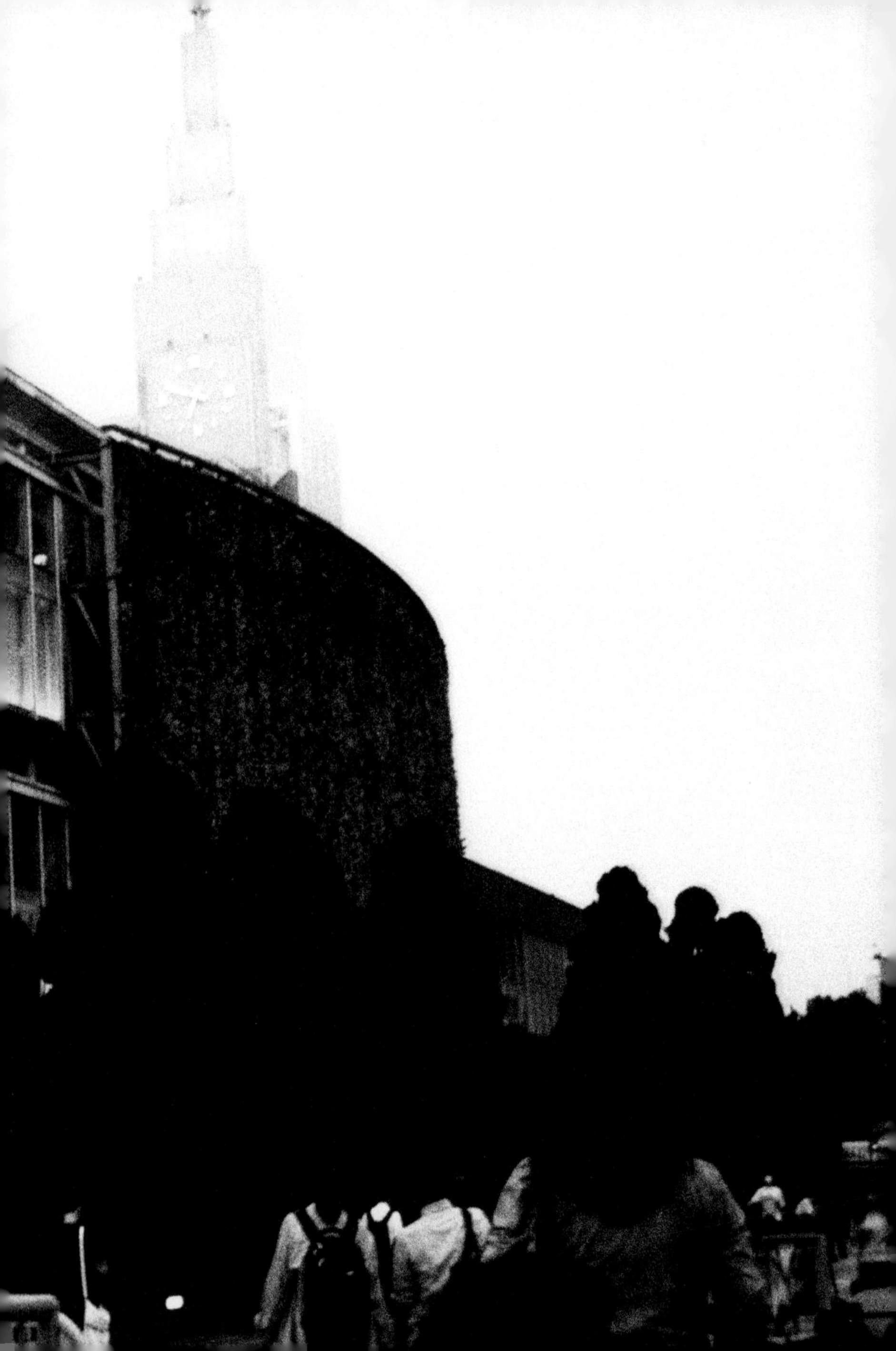

少なくとも私は、医者としてではなく、ふつうの成人男性として道端で 5 歳くらいの子と話すことになったら、タメ口で話すと思う。それが雰囲気として自然だからである。医者として、子どもの患者に接する時にタメ口を封じるというのは、この自然な、内発的な感覚を一旦意図でもって制御し、そこから「自立を促すため」といった二次的な思考により自らの発話をコントロールするということに他ならない。

それがいいかどうか、というのは今はいいとして、この「自然に」タメ口になる、というところが興味深いなと思う。冒頭で私が使っていたタメ口は、明らかに「自然に」なったタメ口である。成人の女性患者さんに、気がついたらタメ口を利いていたのである。私はどうして、まるで子どもに接するように「自然に」タメ口になってしまったのだろうか。

分からないことがあるときは、インターネットに頼ると速いので、私は「医者のタメ口」というキーワードで検索をしてみた。すると、ブログ的なものや、病院の Q&A ページがヒットしたのだが、そこにはなぜ人は自然にタメ口になるのか、という答えはなく、「最近の若い医者は社会経験が足りない」といったベテラン医師の意見や、「Q. タメ口で接された。スタッフの接遇はどうなっているのか？ A. 申し訳ございません云々」といった回答ばかりが並んでいた。

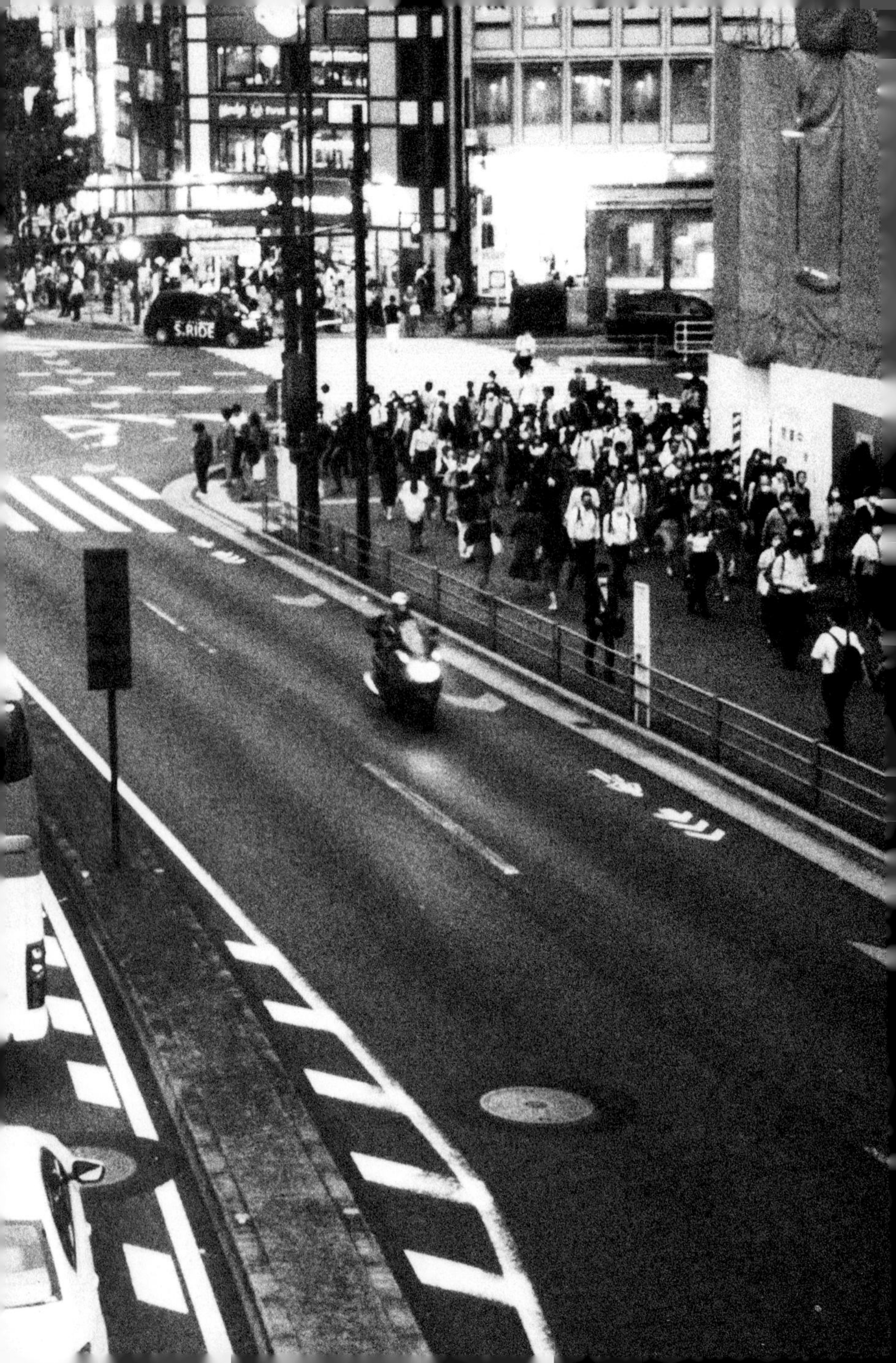
S.RIDE

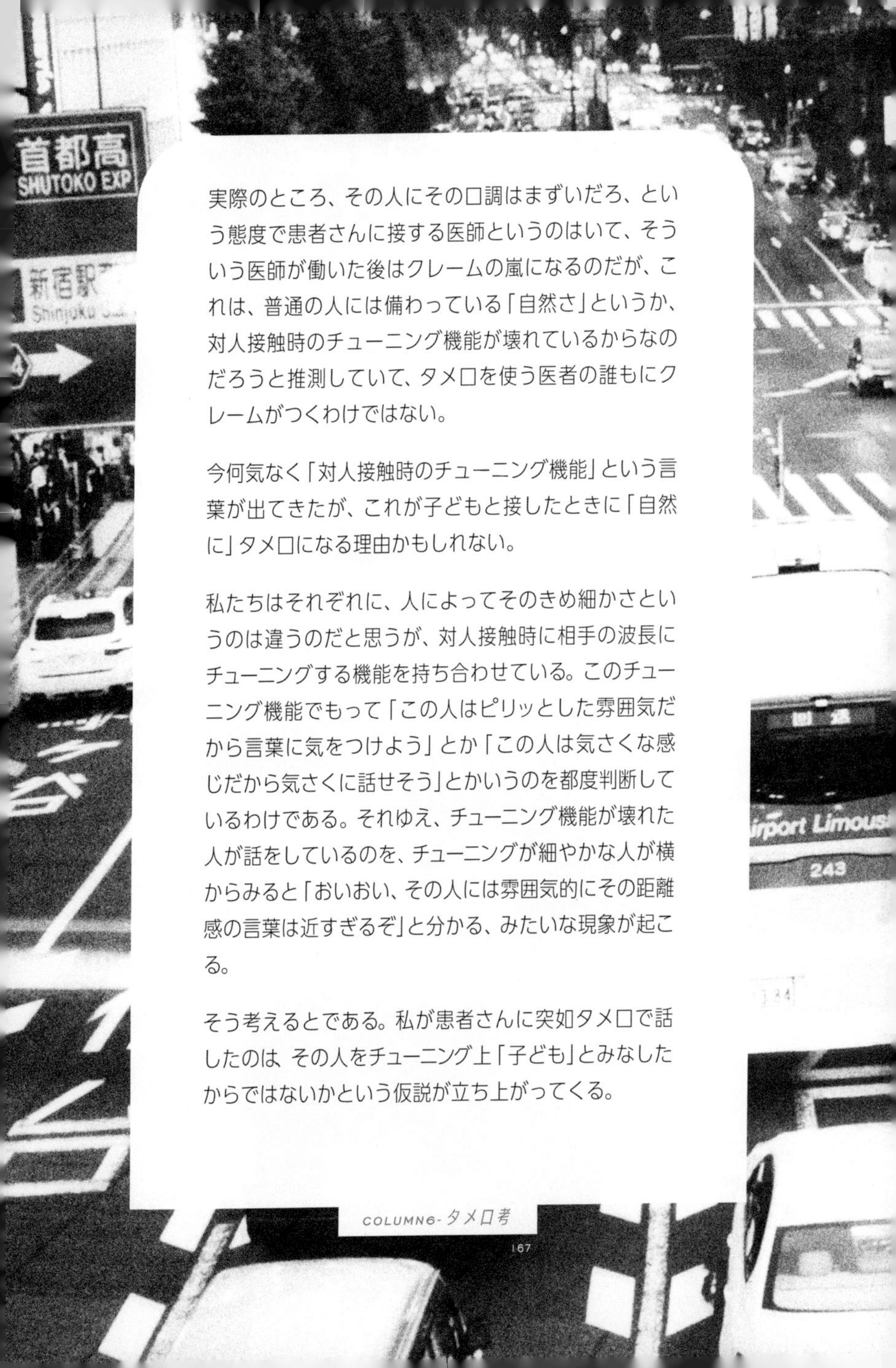

実際のところ、その人にその口調はまずいだろ、という態度で患者さんに接する医師というのはいて、そういう医師が働いた後はクレームの嵐になるのだが、これは、普通の人には備わっている「自然さ」というか、対人接触時のチューニング機能が壊れているからなのだろうと推測していて、タメ口を使う医者の誰もにクレームがつくわけではない。

今何気なく「対人接触時のチューニング機能」という言葉が出てきたが、これが子どもと接したときに「自然に」タメ口になる理由かもしれない。

私たちはそれぞれに、人によってそのきめ細かさというのは違うのだと思うが、対人接触時に相手の波長にチューニングする機能を持ち合わせている。このチューニング機能でもって「この人はピリッとした雰囲気だから言葉に気をつけよう」とか「この人は気さくな感じだから気さくに話せそう」とかいうのを都度判断しているわけである。それゆえ、チューニング機能が壊れた人が話をしているのを、チューニングが細やかな人が横からみると「おいおい、その人には雰囲気的にその距離感の言葉は近すぎるぞ」と分かる、みたいな現象が起こる。

そう考えるとである。私が患者さんに突如タメ口で話したのは その人をチューニング上「子ども」とみなしたからではないかという仮説が立ち上がってくる。

「退行」という専門用語があるが、なにか心理的に差し迫ると無意識のうちに心が子どもになる人がしばしばいる。それは、露骨に子どものように甘えた口調・態度になる人から、パッと見は分からないものの「子どもと話している気にさせる」というような微妙なやり方で子ども化する人までさまざまである。

つまり件の女性と私の間で起きたのは、診察をしているうちにその女性が子ども化したことで、私のチューニングが無意識のうちに調整されて、タメ口になってしまった、ということなのではないか。

自らのタメ口に気づいた私がどのように振る舞うかは治療の話になるのでここでは語らないが、「医者のタメ口」には患者の波長にチューニングした結果として現れてくるものもあるのではないか、というのが今書きながら分かったことだった。

解決してすっきりしたのだが、ひょっとしてネットで私のタメ口が批判されているのではないかと急に不安になってエゴサーチをしたところ、自分のツイートが永遠に出てくるばかりでそれはそれで虚しかった。今日も終わる。

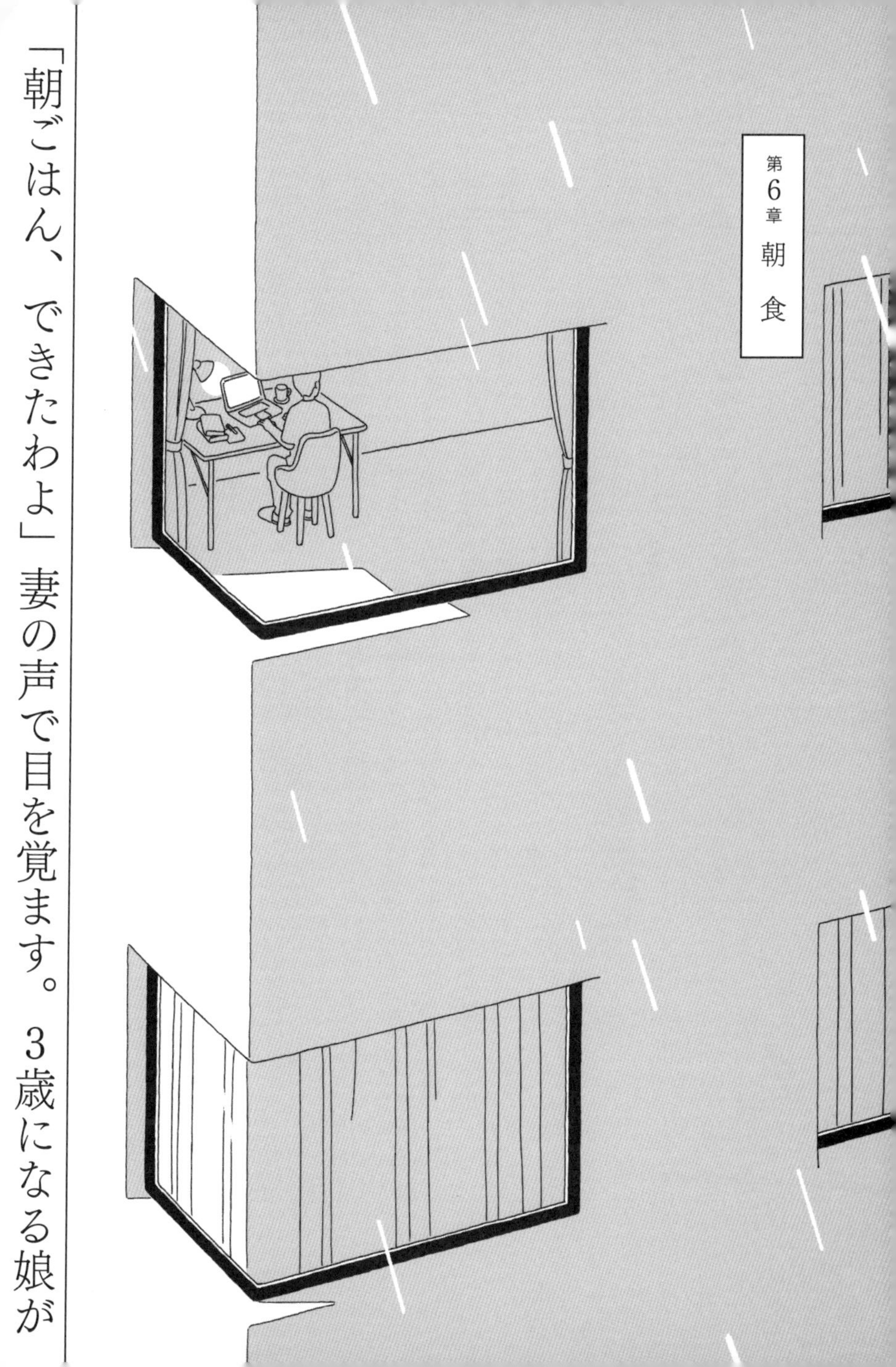

第6章 朝食

「朝ごはん、できたわよ」妻の声で目を覚ます。3歳になる娘が

「パパおきた！」と走ってきてお腹にダイブしてくる。衝撃でうっと変な声が出るがそれでも娘は可愛い。「どうした〜」と頭をもしゃもしゃしてやると、ひゃっひゃっと娘は笑っている。今日は、と思ってカレンダーをみる。

8月12日木曜。
そうそう、昨日が山の日の祝日で、そこから日曜まで連続して夏休みをとったのだった。
ずーんと頭が痛い。変な夢を見ていた。新宿、というかあれは歌舞伎町あたりだと思うんだけど、そのあたりを俺は一人で散歩して、なんだか暗く思い悩んでいた。その世界には妻も娘もいなくて、変な感染症みたいなのが流行って、この世の終わりみたいな気分で、自分についての暗い文章を書いていた。うっすらだけど、それがちょっと面白かった気がしてスマホにメモしてみる。

「もう一人の自分」「偽者クラスタ」「新宿を彷徨う」「世間カメラ」「周波数」「距離」「擬態」「諦念」

こうやって夢のメモをとるのを、特に意味もなく昔はよくやっていた。でもこういうのって大抵後からみると全然なんのこっちゃという感じで、夢を見ていたリアリティというのが完全になくなってしまう。だから、夢のなかで俺？が書いていた文章も、変にリアリティがあったのだけれども、こうして朝の支度をしているうちにだんだん記憶が薄れていってしまう。夢の記憶には、時間的勾配があるのだ。だから、時間が経つとなんの夢だったのか全く分からなくなり、もやもやするような切ないような夢の情動の残り香みたいなものだけが残ってしまう。

「朝ごはん、できたわよ」

さっきと全く同じ調子で妻が俺を呼んでいる。妻とは大学のサークルで知り合った。それで8年付き合って結婚。子どもができて、お金をためて買った青山一丁目のマンションに家族三人で住んでいる。幸せそのものというか、幸せと思ったことすらなかった。仕事はそれなりにきついこともあるけれども、職場の人とも家族ぐるみの付き合いで、本当に良くしてもらっているし、家に帰れば家族がいる。何不自由ない生活だった。だけど、なんだろう、夢のせいなのか、虚無感みたいなものが胸に残っていて、俺はそれが妙に気になってしまう。

食卓についてみそ汁をまず口に含む。体が温まる。冷房が効き過ぎているのだ。Eテレに合わせたテレビの前で娘がぴょんぴょんと飛び跳ねていて、一拍遅れて画面の奥の大汗をかいたスーツ姿の中年がぴょんぴょんと飛び跳ねている。奇妙な番組だ。きゃーと嬌声をあげて、たたたたと娘が走って俺の横を通り抜けて外に出ていく。「車に気をつけろよ」咄嗟に父親らしいことをいう。子どもが外に出掛けるときに親がかける言葉は呪文というか厄払いのようなものだ。だから「気をつけなさいよ」でも「暗くなる前に帰ってこいよ」でもなんでもいいんだと思う。でも、3歳の娘がひとりで外に遊びに行くことが果たしてあるんだったか。

またずーんと頭が痛くなる。見ていた夢のもやもやした感じを思い出して、食欲がなくなってしまう。心配してお茶を淹れてくれた妻にお礼を言って、朝食もそこそこに部屋に戻る。このもやもやした気持ちはなんなのだろうと考えて、ソファに寝っ転がりながらさっき書いたメモをもう一度みる。

「もう一人の自分」「偽者クラスタ」「新宿を彷徨う」「世間カメラ」「周波数」「距離」「擬態」「諦念」

ああ、と思う。忘れていた記憶が蘇ってくる。というか、さっき見た夢は思い出せないんだけど、見ていた別の夢をだんだん思い出してきた。その夢ではブログのような日記を、さっきの夢の文章をもとに書いていたのだけれども、はっきりと別の夢だった。だんだん混乱してくる。俺はふたつ夢をみていた。ひとつは歌舞伎町を彷徨いて文章を書く夢、もうひとつはブログを書く夢。それで、前者は詳細をほとんど忘れてしまったのだけれども、朝食を食べたあとから後者の夢をなぜか記憶の時間的勾配に逆らって、俺はいま思い出しつつある。

残しておかないとな、と急に切実に思う。

なになに、どうした俺。そんな意味不明の夢を残しておく必要なんてどう考えてもない。なのに残しておかないといけないという気がしてならなくて、それで俺はワードをひらいて文章を書き始めてしまう。

夢のなかで俺は自分のことを偽者といっていた。それで、これはなんかの人格障害みたいなものなのではないかというところから考え始めたのだ。

じゃあなんの人格障害なんだろうと考え始めて、ただちに行き詰まってしまう。俺は精神科医だけど、心理領域とかパーソナリティとかには全然詳しくない。だからこんなことを考えるのはやめてさっさと休日を楽しめばいい。なのに、俺は颯爽とチャリを漕いで図書館にきてしまう。

国立競技場の横を通って、去年家族でオリンピックを観にきたことを思い出す。当時毎朝のお散歩コースだったこのあたりは去年のこの時期封鎖されていて、結構迷惑だったんだけれども、たぶん一生に一度のオリンピックが目の前で観られたのは俺にとっても家族にとってもいい思い出になったはずだ。

ずーん。

また頭が痛くなる。しかも今度は音もした。どうなってるんだ。図書館に着いて会員カードを探すけれどもどこにもなくて、それで司書さんに声をかけて入れてもらう。あれ、なにしにきたんだっけ、と数分前のことがあやふやになる感覚があって、やばいと思う。

「こちらでしょうか？」

といって司書さんが「精神分析研究」のバックナンバーを持ってきてくれる。そうそう、俺は夢を見ていて、その夢を残しておかないと強く思って、パーソナリティについて勉強するために図書館に来た。ここまではオッケー？

自分に言い聞かせて、パラパラと目次を見始める。別世界だ。どうして同じ精神科医なのに精神分析とかをやっている人と、俺みたいな普通の精神科医は考えていることがまるで違うんだろう。書かれていることが分からないと思って途端にやる気をなくすけど、やっぱり残しておかないと！という強い思いがぐぐと湧いてきてまた精神分析研究とファイトする。

「露出狂」

という文字が見えて、お、と思う。露出狂の心理みたいな話かな、と思ってみると、スキゾイドについての論文だった。スキゾイドくらい俺でも知っている、と思うけど、論文を読み始めてすぐに全然知らなかったのだと気づく。

　俺はその論文を熟読し、孫引きしてゲットしたフェアベーンとかガントリップとかメラニー・クラインだとかいう、名前くらいしか聞いたことのない昔の精神科医の書いた書籍をどっさり持ってきて読み始めた。

　普段使わない語彙が多いので当然なにを言っているのか分からない部分も多いんだけど、俺だってセラピーはしていないだけで患者はふつうに診ているから、これはあの人っぽいなとか、この特徴はあの人のああいうところだな、というのが読んでいるうちに分かってきて、それで結構楽しくなってしまう。

　スキゾイドという視点からみたら面白いんじゃないか。

　途中から薄々思っていたが、俺が夢のなかで文章にしていた偽者クラスタはスキゾイドの特徴を多く備えているような気がする。

　俺はここから、俺の見た夢を「解題」という形で文章に残していく。

　とはいえ、スキゾイドの概念は、医者が患者を、ないしはセラピストがクライエントをある構造のなかでみたときに出てきた概念なわけだから、俺が俺を考察するのに援用するのはちょっと違うかもしれないし、それこそ牽強になってしまうかもしれない。

　しかし、それでもいいんじゃないか、という気がする。俺が俺をスキゾイドだと見做してみること、そこから分かることが間違いなくある。だから俺は夢で見た原稿にここで解題をつけるのだ。

いったい何時間いたのか、図書館の閉まる時間になって俺はまたチャリで家に帰って作業の続きを始める。妻も娘ももう寝ている。寝ている？　随分早くから寝ているなと思うけど気にせず書き続ける。

最後の一行を書き終えたとき、気づいたら妻が後ろにいて、パソコンのモニターを覗き込んでいる。

「いつからいたの？　これは新しい文章」

妻は俺の肩に手をかけて優しい声で言う。

「朝ごはん、できたわよ」

「ありがとう、今いくよ」

妻が部屋から出て行って、書斎のカーテンを開けると外はまだ真夜中だった。バタンと後ろで扉が閉まってハッと振り返ったとき、妻の名前も顔も、もう俺には思い出せないみたいだった。

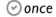

リエゾンという雰囲気

♡0

8月12日　11:31

最近リエゾンが雰囲気になってしまっているなと感じる。

あ、リエゾンとはなにかを説明しないといけない。私が今話しているリエゾンというのは、リエゾンコンサルテーション精神医学の略である。

病院に肺炎とか心臓病とか大腸癌とかで入院した人がいるとする。それぞれ呼吸器内科とか循環器内科とか消化器外科とかそういう診療科に入院するわけだが、身体が悪いと元々はしっかりした人なのに、言動がおかしくなってしまうということがしばしばある。

たとえば手術後、夜中に病院のベッドで寝ているときに目を覚ましたとする。通常であれば、あ、さきほど私は

Fila

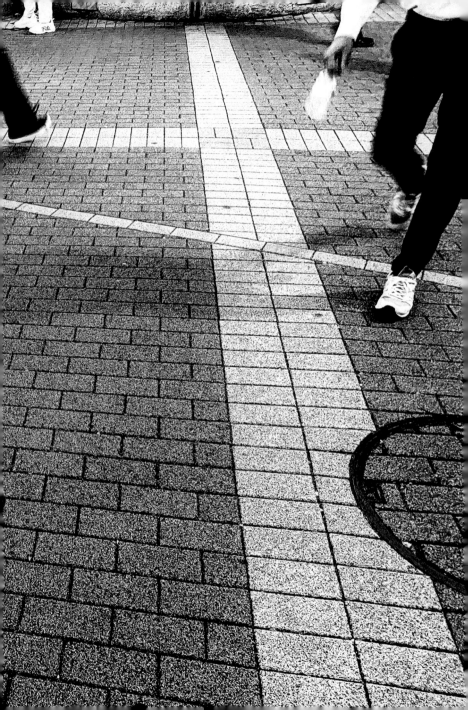

手術をしたので、病院にいるのだな、と認識し、また就眠しようとするだろう。しかし、高齢者であったり、脳を侵すような身体疾患があったりすると、少し意識がおかしくなることがある。自分が家にいると思ったりして、なのに腕に点滴が刺さっていたりするものだから混乱をする。混乱をして大声を出すと、病棟のスタッフが「どうしましたか」といって何人も駆けつける。そうすると「誰やこの不審者は」と思うので余計に大声を出して点滴を引き抜こうとする。点滴を抜かれるとまずいので看護師はみんなで身体を押さえつける。不審者に馬乗りになられて殺されると思いまた叫ぶ、みたいな流れができてしまう。

当然薬を飲んでくださいと治療薬を持っていっても混乱しているから飲まなかったりするし、治療に必要なチューブを抜いたり傷つけたりする可能性もある。それだと治療にならないので、精神科医が呼ばれるのである。これが私のさきほどいった「リエゾン」というやつである。

というと、登場した精神科医が催眠術のようなものをかけたり、混乱している方にカウンセリングを施して正気に戻すようなことを想像する人がいるかもしれないが、そういうわけではない。「せん妄」といって、高齢であったりもともと揺れやすい脳を持っている人に身体の負荷がかかることによって出現する意識の障害であり、その治療はなるべく周囲の環境を整えて(「ここは病院です」という紙を貼ったり、カレンダーを置いたり、家族にお見舞いに来ても

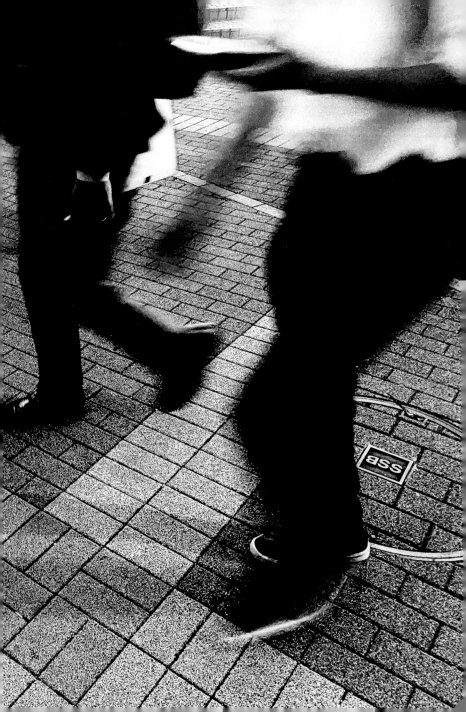

らったりする)、夜は寝て(場合によっては比較的無害な睡眠作用のある薬を使って)、昼は起きてリハビリをするみたいなリズムをちゃんとつくることで自然に改善していくようなものである。

精神科医が他の診療科に呼ばれるのは、たいていがこのせん妄をなんとかしてほしいという依頼である。せん妄がなんとかならないと、リハビリの時間ですよ、とスタッフが声をかけても「家に帰る」といったり「夜分にすみません」などと時間を間違えたりしているので、リハビリにならない。治療をしようと思っても「毒が入っている」と言われて薬を吐き出されたりしてしまう。けっこう困る問題なのである。

それゆえ、病棟からは、なんとかしてください、という精神科医への圧がすごい。しかし、上述したように、夜寝て昼起きるとか、環境を整える、みたいなことはすでに病棟でなされており、「今、めちゃくちゃ騒いでいて大変なんで、今なんとかしてください!」という現場のその辛さ、どうしようもない感じも一緒に解決しないといけない雰囲気になるのである。

こういうとき、世間カメラがぶち壊れた精神科医がリエゾンを担当すると、患者を診察して、簡便な認知機能の検査をしたり、いろいろ質問したりした挙句「せん妄です。薬をもう少し増やしておくので様子をみてください」で終わってしまい、病棟看護師の「昨日も声を荒げて夜勤者が髪を引っ張られたんですね、それが怖くって、どういうふうに接したらいいか私たちも分からないんで

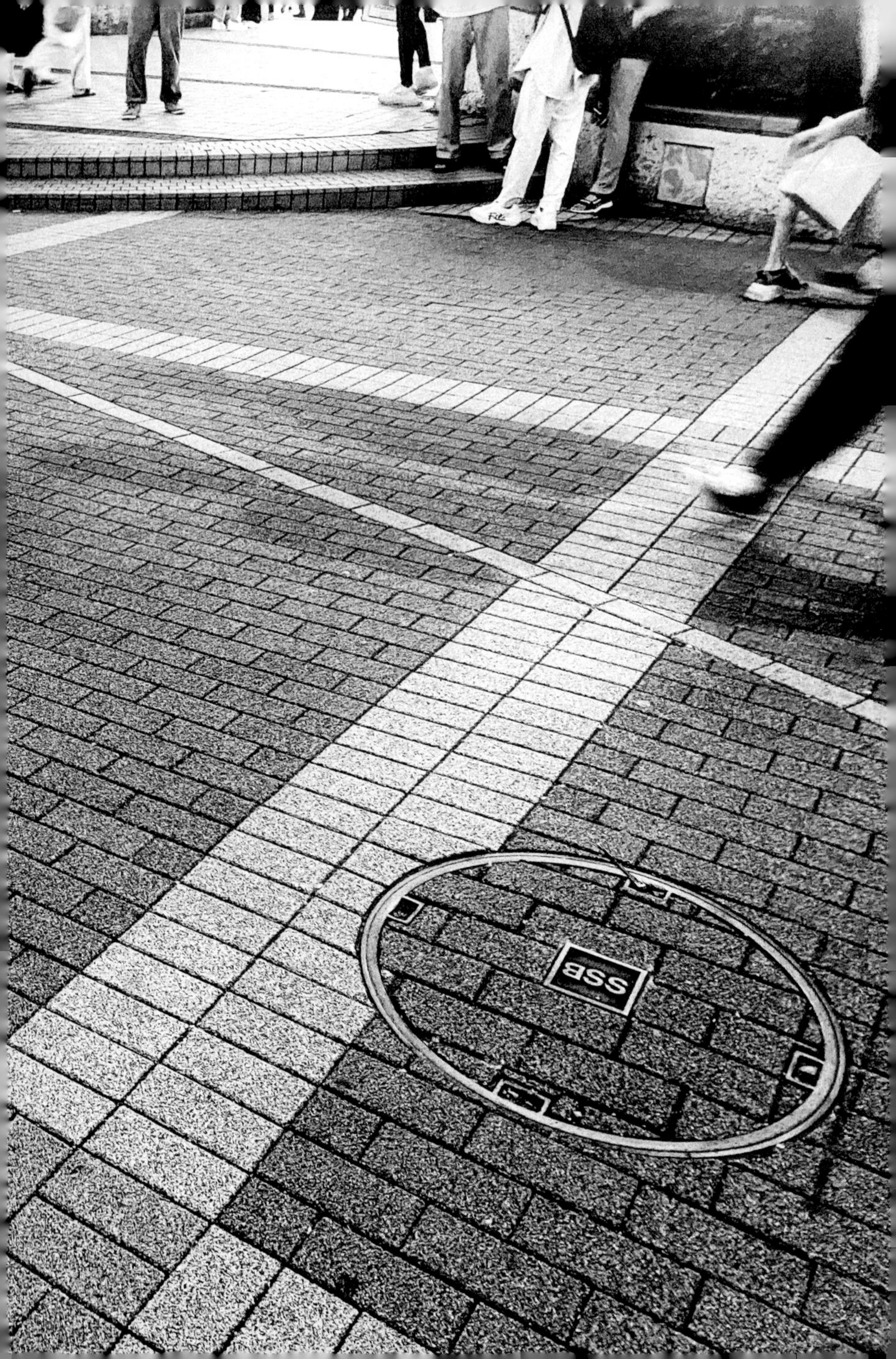

すよ」みたいな質問は「あー、でもせん妄なので、自然に軽快すると思いますよ。薬を増やしますね」で終わってしまい、「なんなのあの先生」と嫌われてしまうのである。

そこで冒頭の話にようやく戻る。最近私はリエゾンが雰囲気になってしまっている。

雰囲気というのはなんだろうかと考えると、なんとなくやっている、ということに近い。医学の世界になんとなくはないはずである。ある薬を選択するときには、科学的な知見に基づいて投薬がなされるのが通常である。しかし、せん妄のときに使う薬剤には、取り立ててどれが優れているというのは正直なところない。私の感想としてもないし、知見としてもはっきりしたものはない。夜ちゃんと寝てくれればいい。そうすると、どの薬を処方するかという判断の根拠が曖昧になる。「この人にはこの薬が効きそうな雰囲気だな」とか「うーんマイブームだからこれ」みたいな薬のチョイスがなされても、せん妄を悪くしない薬剤が選ばれていれば、大きな間違いとはいえない。

そんなことよりだ。私は世間カメラが人一倍敏感なのである。治療ができなくてやり場のない怒りを湛えているピリッとした雰囲気の主治医の先生、「なんとかしてくれないと困る」という雰囲気の看護師、「父は認知症になってしまったんですか? 医療ミスじゃないですか?」などと詰めてくる患者家族、「ああああああああああああっ」と叫び続ける患者、といったさまざまな人々の目

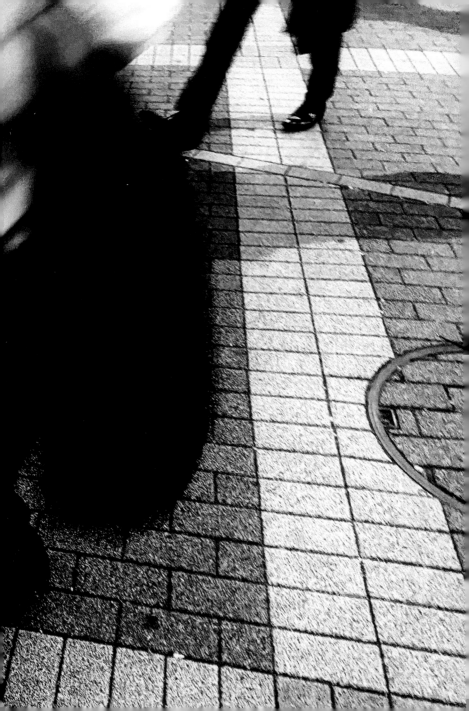

を注意する係になってしまう。それで連れ立って患者の部屋にいくと、いかつい顔をした壮年男性が半分くらい寝ぼけながら「んだよお前はなにしにきた、あ?」などと威嚇してくる。こんな怖い人に注意などできるわけがないので、「あー、いや、別に、特にあれですよ、眠れているかなって思って、あの、僕そういう担当なので」などと誤魔化して部屋を後にする。そうすると患者からは怒られないけど病棟から「頼りのないやつ」と思われて嫌われてしまう可能性が今度はあるので「あれは意識が悪くて脱抑制といって少し怒りっぽくなっているだけでしょう。注意は逆効果ですね。病棟ではなるべく複数で対応するようにしましょう」などと言ってそれをカルテに書く、などする。

といったように、世間カメラと世間カメラの一騎打ち、あっちを立てればこっちが立たないし、みたいなところを雰囲気ですり抜けながら、患者さんの診察はなんなら「あ、どうも」「寝れてますか」くらいで終わってしまうことも多い。

リエゾンが雰囲気になりやすいのはつまり、患者を診ているのではなく、「患者+家族+病棟スタッフ+主治医」という系全体を診ているからなのではないかと思う。

つまり、最初精神科に紹介するに至った経緯というのがどの患者にもあり、ただせん妄で騒いだ、というだけでは通常紹介にはならない。

せん妄状態で混乱して患者が家族に「病院に殺されかけ

た」と電話→家族激怒し病院に電話→夜勤看護師が疲弊し翌朝泣きながら師長に相談→病棟全体がどんより→主治医はさっさとオペにいってしまっている→今日先生くるからさ、みてもらおうよ→依頼。

みたいなストーリーがあるのである。

このストーリーの勘所はどこか、ということを掴んでそこに介入することは、患者本人の薬をあれこれ変えたりすることよりも明らかに結果に直結しているし、それこそがたぶんリエゾンで求められていることである。

今私はこれを書いていてそのことに初めて気がついたのだが、これまでは世間カメラが敏感なせいで、嫌われないように怒られないようにやっていたら奇跡的にたまたまそれができていた。「嫌われる勇気」など無視して、嫌われないように怒られないようにうまく雰囲気でやっていくことにも良い面があるものだなと思った。

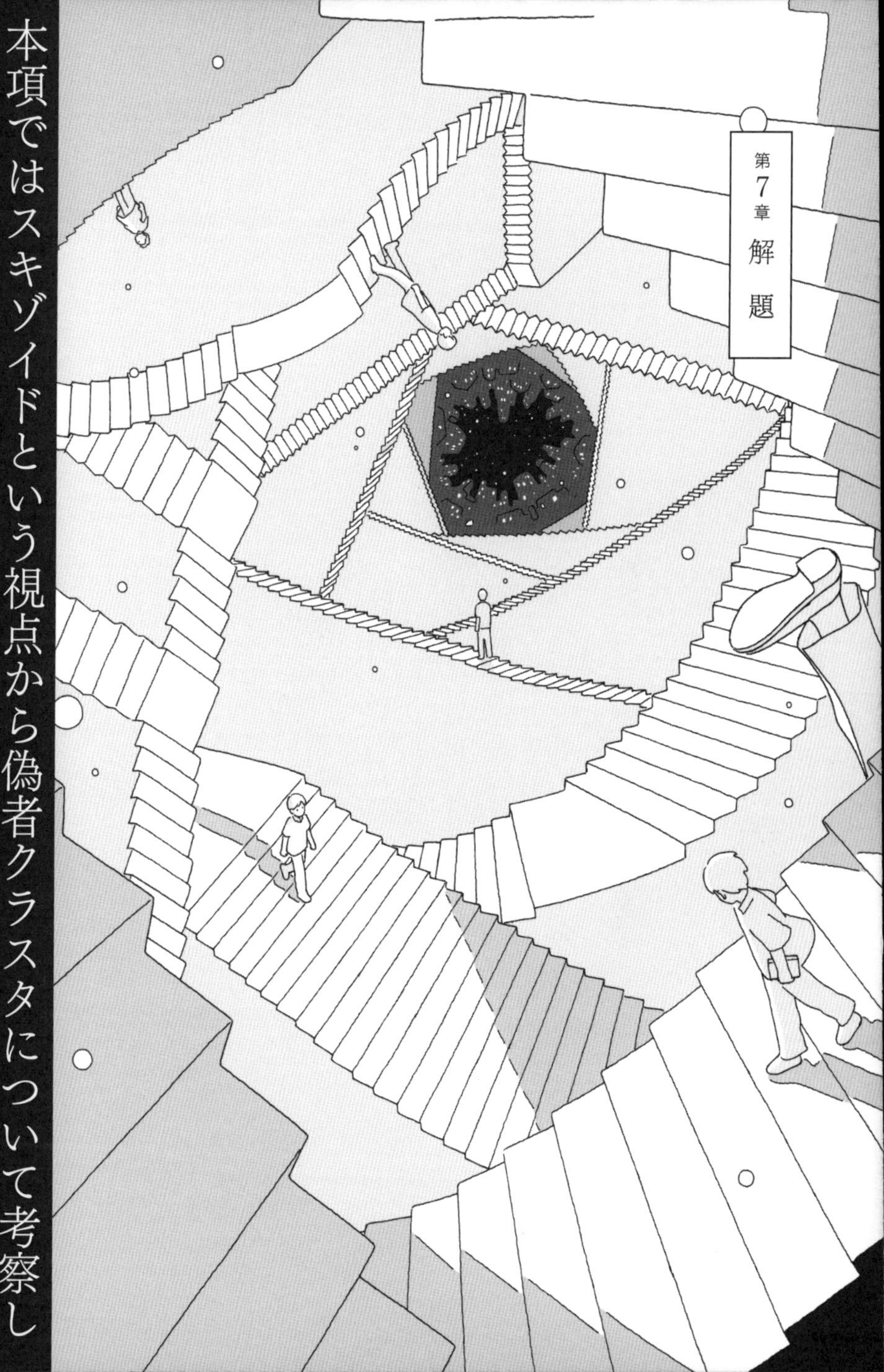

第7章 解題

本項ではスキゾイドという視点から偽者クラスタについて考察し

ていく。はじめに断っておくべきこととして、このような人格特性や疾病に関する概念というのは、歴史的にさまざまな臨床家や理論家がそれぞれに構築し、主張してきたものであって、そのイメージしている臨床像というのは大体のところで重なっているかもしれないが、

完全な一致はしていない。さらに、用語の使い方もそれぞれに踏まえているものが違ったりするので、たとえばスキゾイドと一口にいっても、人格特性としてのスキゾイド・パーソナリティの話をしているのか、スキゾイド機制の話をしているのか、スキゾイド現象の話をしているのかというのでも随分違う。ここでは、スキゾイド機制を主な防衛として使う人々というニュアンスでスキゾイドという言葉を使用することとする。

世間カメラ

周囲が、あるいは相手が、自分をどう思っているかを気にする目線――〈世間カ

メラ〉は果たして「私」のなにを映し出しているのか。その液晶を覗き込んだときにおぼろげながら見えてくるのは「私」の脆弱な自己である。

統合失調症患者の駅や街で不特定多数の人に見られている，という被害関係妄想まではいかないが，見られているということへの過敏さを感じる偽者クラスタのこの感覚を，スキゾイド，という視点から考えてみる。

「傷つきやすく，他人の視線に晒されやすい」スキゾイドには「つねに見られているという強い感覚，あるいはとにかくいつでも見られる可能性があるという強い感覚」が存在している。それは，自らの「現実感とアイデンティティ感を保持するために」必要なのだが，それと同時に私の「アイデンティティと現実性を脅かす」（Laing, 1960）脅威である。

私の述べた世間カメラには，このように常に言動を見られている，という感覚とともに，場の空気を乱すようなことをしたら，批判を浴びて傷ついてしまうのではないか，そうなるくらいなら自分は本当に思っていないことでもその場の空気に合わせて事なきを得たいというニュアンスがある。

スキゾイドの話をしていたところから連想すれば思いつくのは as if personality（Deutsch, 1942）や false self（Winnicott, 1965）という概念である。これは，「擬態」の章に書かれていく社会でやっていくために必要な、自分の本当に見せたくない部分を守るための無意識的な仮面のことであるが、false self は服従を基礎にして造られる（Winnicott, 1965）というように、自己の外側（社会）と自己の摩擦によって生み出される人格であり自己である。これは〈擬態〉の解題でもう少し詳しく述べる。

少し違う話をすれば、この、変なことをしていたら誰かに見られて批判を受けるのではないか、という話で、今日の精神科医が最初に思い浮かぶのはどっちかといえばスキゾイドではなく、hypervigilant type（Gabbard, 1989）と呼ばれる自己愛性パーソナリティの一型かもしれない。この hypervigilant type は、自己愛の病理を中核として持つものの、たとえば目立って自慢をしたり、価値下げをしてまわったりといったいわゆる「自己愛」と聞いて一般の人が脳内に思い浮かべるような鼻にかけた態度をとるわけではなく、周囲に注意を払い、他の人が批判的な反応をしている証拠がないか注意深く耳を傾け（Gabbard, 2014）、少しネガティブな反応をみただけでものすごく侮辱されたと感じやすい。

世間カメラというのはまさにこの感覚に近いのだが、「われわれが、これまでスキゾイドとみてきた患者の一部はここに含まれるかもしれない。」（狩野、1995）と狩野が述べるように、hypervigilant type の自己愛性パーソナリティとされている人と、従来のスキゾイドには重なり合う一群がいると思われる。時代や概念の変遷に伴ってひとりの患者が別の区分で理解されるということは比較的よくあることである。

さて、自己愛、という線で偽者クラスタをみていくこともできるのだが、私のなかではスキゾイド機制でこの自分も含めたクラスタをみていくほうがしっくりくるので引き続きスキゾイドという視点からみていこう。

周波数

ときに人を誘惑し、ときに人からの攻撃を防御するために、無意識的に〈周波数〉をぴったり合わせるという振る舞いには、相手の考えを言葉で聞かずとも透視するという超能力的なニュアンスがある。それは自分の「雰囲気」を相手の「雰囲気」に合わせることで、非言語的に思考を伝達し合うような行為だが、そのコミュニケーション様式には過剰なまでの雰囲気＝非言語への信頼がある。

ではその超能力とはなにかと考えると当然そんなものはないわけで、考えている内容がお互い分かるはずもない。分かるはずもないのに分かっている感じになってお互いの距離が近くなるような〈誘惑〉の周波数合わせは、「投影同一視による無意識的かつ共謀的な相互賞賛」(狩野、2009)であり、これはヒステリーにみられるようなコミュニケーションである。エディプス期に母親に代わって父親の欲望の対象となることを学ぶことで、他者の欲望の対象(Bollas, 2000)であろうとするような無意識的な振る舞いが常態化するわけである。この〈誘惑〉は言い方を変えると、怖いからこそ誘惑してしまうという対抗恐怖的な防衛機制でもあり、いずれにせよ〈誘惑〉は、ヒステリーの〈防御〉の一種であると考えられる。

一方で純粋な(?)〈防御〉の周波数合わせは、「外界からの信号を素早く巧妙にキャッチし、それに沿って自分自身と自分の振る舞いを鋳型にはめ込む」(Deutsch, 1942)という as if personality 的な側面を持っており、こちらのほうがよりスキゾイド的なニュアンスがあるように思う。

さてそうすると、偽者クラスタにはヒステリーとスキゾイドの両者が入ることになるのかもしれないが、ヒステリーの背景にスキゾイド的な側面があることはしばしば知られており(Fairbairn, 1940: Guntrip, 1971)、この一面をみて、どちらも偽者クラスタに入れたのかもしれない。

距　離

剣道で一歩踏み込めば打突でき、一歩引けばお互いに打突できない〈一足一刀の間合い〉で攻め合うことを怖がるのがこのクラスタの特徴であった。これはまさにスキゾイドの親密性の問題について述べられている箇所である。

スキゾイドには「対象の全てを所有したいという自暴自棄な激しい欲求」(Guntrip, 1971) があり、それを抑えることができないため、ある一定程度以上に近間に寄ると、相手を駄目にしてしまったり、傷つけてしまうという恐怖がある。"Love is destructive" (Fairbairn, 1941) という有名な言葉もあるが、愛することが破壊になってしまうのである。相手を破壊してしまうという恐怖とともに、スキゾイドでは相手に自分が呑み込まれ自分を失う恐怖 (Guntrip, 1971) も感じるために、とにかく近間は恐怖でしかない。

このあたりを小此木は「もし深いかかわりをもてば、今度は別れるとき対象喪失が起こって、いろいろ苦しんだり悲しんだりしなければならない。そこで苦しんだり悲しんだりするような関係をもたないで生きる方が、自分が傷つかないで済む」(小此木, 1984) と噛み砕いて述べているが、強い情緒を感じるということを恐怖しているわけである。

当然そうすると近間には寄れないわけだが、遠間にいたら遠間にいたでまた近づきたくなるわけで、しかし近づくとまた恐怖で、という葛藤をスキゾイドは繰り返すことになる。この現象は in and out program（Guntrip, 1968）と呼ばれている。

そんななかで、どうやって愛で破壊したり呑み込まれたりすることなしに親密になるのか、というのがスキゾイドのテーマになるわけだが、それを果たすのが原稿にも登場した「かりそめの関係」である。Laingは「彼がみずから関わりうるのは、非人格化された人間、自分の空想の幻影（イメージ）、そしておそらく物や動物などに対してだけなのである」（Laing, 1960）と述べているが、これは全人的な関わりを結ぼうとすると破壊したり呑み込まれたりしかねないために、部分対象関係しか結べないということをいっている。結果、この人とは月2で不倫、この人とは月1お茶だけ、この人とは都合のいいとき飲んで遊ぶ、といったように役割を分裂させることで、相手の人格を部分的にしか認めずにそこだけを見て付き合うということによってのみ、親密性を築くことができるようになるのである。アイドルに推しをつくる、メン地下やホストに沼る、というのも、実際そこに人はいるわけだが、ビジネス的に公開されたイメージに対する親密性であり、これは真の親密性とはいえないだろう。

擬態

健常擬態の話はまさにas if personality（Deutsch, 1942）やfalse self（偽の自己）（Winnicott, 1965）の話である。健常に擬態している人々は、「正常に見えるし、病気を示唆するものはなにもない」（Deutsch, 1942）し「外面的な行動は、全く正常であることが多い」（Laing, 1960）のであるが、それはあくまで擬態した姿であって、true self（真の自己）ではない。

本丸に対して、この擬態した自己は二の丸・三の丸とたとえられるが、実際、false selfは「本当の自己の防護となる防衛的機能をもつ」（Winnicott, 1965）し、「防衛がとてつもない強靭さ」であれば「高い社会的成功が収められ」ることもあり（Winnicott, 1965）、社会に適応するために二の丸・三の丸が機能するというのはこういった自己を持つスキゾイド（だけではないが）の生き延び方なのだと思われる。

さらに、原稿では、本丸を守るその仕草・手つきについていくつか例をあげて述べている。

〈沈黙は金〉は、とにかく目立たないように振る舞う、偽者クラスタの特徴であったが、「ソフトで感じがよくしかし消極的な善良さ」(Deutsch, 1942) であったり、「ただ黙ってみんなに同調していれば、自分が巻き込まれることもなく、ひきこもっていることができ」(小此木、1984) るといったスキゾイド的な特徴に同じものをみることができる。

〈あえての自己開示〉は、スキゾイドにとても特徴的な露出症的技法 (Fairbairn, 1940) の話である。つまり、自己を与えてしまうことはすなわち「自己を失う恐怖」(Guntrip, 1968) につながってしまうため、『『示すこと showing』をもって『与えること』を代理し、そうやって、与えることなしに与える」(Fairbairn, 1940) ようなやり方で相手に自己を与えるのである。ここにあげた全てのスキゾイドの特徴のなかで、いちばん私がしっくりきているのはこれである。

〈雑談上手・聞き上手〉は、どちらも自分の本当の部分をみせないために、相手の気をいつのまにか逸らしてしまうようなコミュニケーション技法である。私がこれを抽出したのは非診療場面だが、診療場面、というかスキゾイドに対する精神分析のセッティングにおいては、まず〈雑談上手〉については「一見すると過去の歴史や内的世界について豊かな連想をしているように見える」(狩野、1986) とか「患者の〝話した内容〟に心を奪われがちにな」(狩野、1986) るといったところに現れてくるらしい。

〈聞き上手〉については、これも日常場面から抽出した特徴ではあるが、スキゾイドの精神分析セッティングについて狩野が「スキゾイド平衡」と述べた現象とほぼ同じ現象と思われる。それは「治療者の言語的介入に対して、同意するという偽装したやり方でその効力を失わせてしまう」（狩野、1986）ようなものであり、「解釈の効力やそれが内包する意味をもぎ取ることで、力動的状況を即座に平衡状況に変えてしまう」（狩野、1986）という対人に対する力を持っている。「患者は、分析医の沈黙に対して、分析医になにかいわせようとして自分の話をやめるというやり方で反応する」（Guntrip, 1968）とGuntripが述べたこともまた〈聞き上手〉的仕草であり、いずれも相手に喋らせることでこちらが与えないという手法である。

〈疾病擬態〉はどうだろうか。少なくとも「診察する側が病気なのか心理的なものなのか本気で迷い動揺するような、迫力のある症状が」出現するのはヒステリーである。これは周波数の誘惑についての話で述べたように、根はスキゾイドというヒステリーをみているのかもしれない。躁うつに擬態するというのは、躁的防衛（Klein, 1935）のことである。つまり、「悲哀・罪悪感・悲嘆といった情緒」を体験することに耐えられず、現実を否認して、万能感に逃避することで心を守っているわけである。

〈隠れ代償行動〉については、倒錯と捉えると分かりやすいかもしれない。Kahnは倒錯とスキゾイドの関係について述べ（Kahn, 1974）、自己に対する自己愛的な感情を修復する（Kahn, 1974; 館、2012）作用があるとしている。

〈法に触れないくらいの脱規範〉についてだが、これについてはas if personalityの「道徳的脆弱さ」（Deutsch, 1942）ということがいわれているくらいで、スキゾイドの反社会性について明確に述べられているものは少ないように思う。

諦　念

タイムループの諦念と、偽者クラスタの抱く諦念は似ているわけだが、ここで比喩的に使用されるタイムループとは同じ現象が繰り返されることであり、それは前述したスキゾイドのin and out program（Guntrip, 1968）の〝出たり入ったり〟という無限に解決しない運動を意味している。

その〝出たり入ったり〟の繰り返しは、人生経験の蓄積により徐々に位相が遠間寄りになる。つまり、近づくことによって起こりうる破壊的・絶望的な自己&対象喪失が、なるべく起こらないように工夫されていくのである。人間関係から完全に引きこもるか、多くの場合は部分的・役割的にだけ人と関わり合うことしかできないため、結果的に、自分が自分であるという感覚が持てずに不毛感や空虚感を抱くようになり、それは全人的な対象関係を誰かと結ぶことへの「スキゾイド的妥協」(Guntrip 1968) となり、これがイコール諦念であると思われる。

以上述べてきたように、偽者クラスタの特徴は、多くの面においてスキゾイドと親和性を持っているのだが、ではこれに当てはまる人（たとえば私）はスキゾイド・パーソナリティなのかといえば、冒頭に述べたように必ずしもそうではない面もある（もちろんそれはなにをもってスキゾイド・パーソナリティとするかによるが）。あくまで対人、あるいは対社会と接触するときに発生する摩擦熱を、冷却するための動きがスキゾイド的であるといっているだけであって、その表現形、あるいは核はそれぞれに異なっているかもしれないし、全く別の臨床的概念（自己愛とか）や一般に膾炙している概念（たとえば流行のＨＳＰ）とかでも説明することはできてしまうだろう。

今私は「流行のＨＳＰ」と書いたが、ＨＳＰ (highly sensitive person) という、敏感に空気を読んでしまう人の苦悩がこれだけ注目されるのは、空気を読まないと世間から排斥されるかもしれないという恐怖を喚起するスイッチを、わずかでも持っていればオンにし続けないといけない要請が社会からあるためであり（空気を読めるかどうか〉というこれまでは大して前景化していなかった属性をもって人を見てみるということが、人口に膾炙した結果であるといえる。この裏返しのようでいて全く同じ属性である「空気を読めないかどうか」から発達障害が注目されていることはその傍証ともいえるし、であれば世間はもう少しスキゾイドについて考えてもいいのではないかと思ってしまう。

さらに、今にはじまった現象ではないものの、どうやら加速して社会に広がりつつある「分裂していてもいい」という寛容の雰囲気が、わずかでもその要素がある個々人のスキゾイド・スイッチを押しており、今のような社会でなければ個人のなかでは前景に立つはずもなかったスキゾイド機制が可視化されるようになってきている。ここ数年で急激に増加した種々のオンライン化も、時間的・場所的境界のない体験を常態化させる行為であり、人工的に境界体験 knock-out 人間＝スキゾイドを製造しているという視点から考えることができるかもしれない。

私はこの文章を書きながら、スキゾイド機制から偽者クラスタを考えてみることにより、偽者クラスタがグラデーションはありつつも世間にたくさんいるのではないかという認識を持った。それは、スキゾイド機制をわずかでも持ち合わせている人であれば、ただちにそれが発動しうるような世間に皆、暮らしているからであり、意外に誰もが自らの偽者性を心のどこかに感じながら生きているのかもしれない。

文　献

・Klein M. A Contribution to the Psychogenesis of Manic-Depressive States, 1935（安岡誉訳：躁うつ状態の心因論に関する寄与）In メラニー・クライン著作集３：愛、罪そして償い、誠信書房、1983
・Fairbairn WRD. Schizoid factors in the personality, 1940（人格におけるスキゾイド的要因 In 栗原和彦編訳・相田信男監修：対象関係論の源流 フェアベーン主要論文集、遠見書房、2017）
・Deutsch H. Some Forms of Emotional Disturbance and Their Relationship to Schizophrenia. Psychoanalytic Quarterly 1942: 11: 301-321（狩野力八郎訳：情緒障害のいくつかの形態およびそれらの分裂病との関係）：In 池田暁史編、精神分析になじむ 狩野力八郎著作集1、金剛出版、2018
・Klein M. Notes on Some Schizoid Mechanisms, 1946（狩野力八郎・渡辺明子・相田信男訳：分裂的機制についての覚書）In メラニー・クライン著作集４：妄想的・分裂的世界、誠信書房、1985
・Laing RD. The Divided Self, 1960（天野衛訳：引き裂かれた自己、ちくま学芸文庫、2017）
・Winnicott DW. Ego distortion in terms of the true and false self, 1960：In "The Maturational Processes an the Facilitating Environment",The Hogarth Press Ltd, 1965（牛島定信訳：情緒発達の精神分析理論、岩崎学術出版社、1977）
・Winnicott DW. The Maturational Processes an the Facilitating Environment, The Hogarth Press Ltd, 1965（牛島定信訳：情緒発達の精神分析理論、岩崎学術出版社、1977）

・Guntrip H. The Schizoid Personality and the External World, 1968（狩野力八郎訳：分裂的パーソナリティと外的世界、現代のエスプリ、148, 129-148, 1979）
・Guntrip H. Psychoanalytic Theory, Therapy, and The Self, 1971（小此木啓吾・柏瀬宏隆訳：対象関係論の展開、誠信書房、1981）
・Kahn M. The Privacy of the Self: Papers on Psychoanalytic Theory and Technique. International Universities Press Inc., 1974
・小此木啓吾：シゾイド人間、内なる母子関係をさぐる、講談社、1984
・Gabbard GO. Two subtypes of narcissistic personality disorder. Bull Menninger Clin 1989：53：527-532
・Bollas C. Hysteria, Routledge, 2000
・狩野力八郎：ヒステリーを読む、精神分析研究53巻3号、2009（池田暁史編、精神分析になじむ 狩野力八郎著作集1、金剛出版、2018）
・館 直彦：現代対象関係論の展開 ウィニコットからボラスへ、岩崎学術出版社、2012
・Gabbard GO. Psychodynamic Psychiatry in Clinical Practice, Fifth Edition, 2014（奥寺崇・権成鉉・白波瀬丈一郎・池田暁史 監訳：精神力動的精神医学 その臨床実践 第5版、岩崎学術出版社、2019）

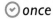

らしくない

♡0

8月12日　23:00

先日ここに書いた文章を知り合いに読んでもらったら「キミらしくって好きだな」と青春映画の歳上のお姉さんのような口調で褒めてもらえて嬉しかったのだが、そこでふと思ったのはその人「らしい」というのは一体なにを意味しているのだろうか。

ちょっと考えてみるのだが意外に分からない。その人の個性が出ているということかな、と思うのだが、じゃあ個性が出ているというのはどういう意味か、と考えるとまた分からなくなってしまい、その人の特徴が

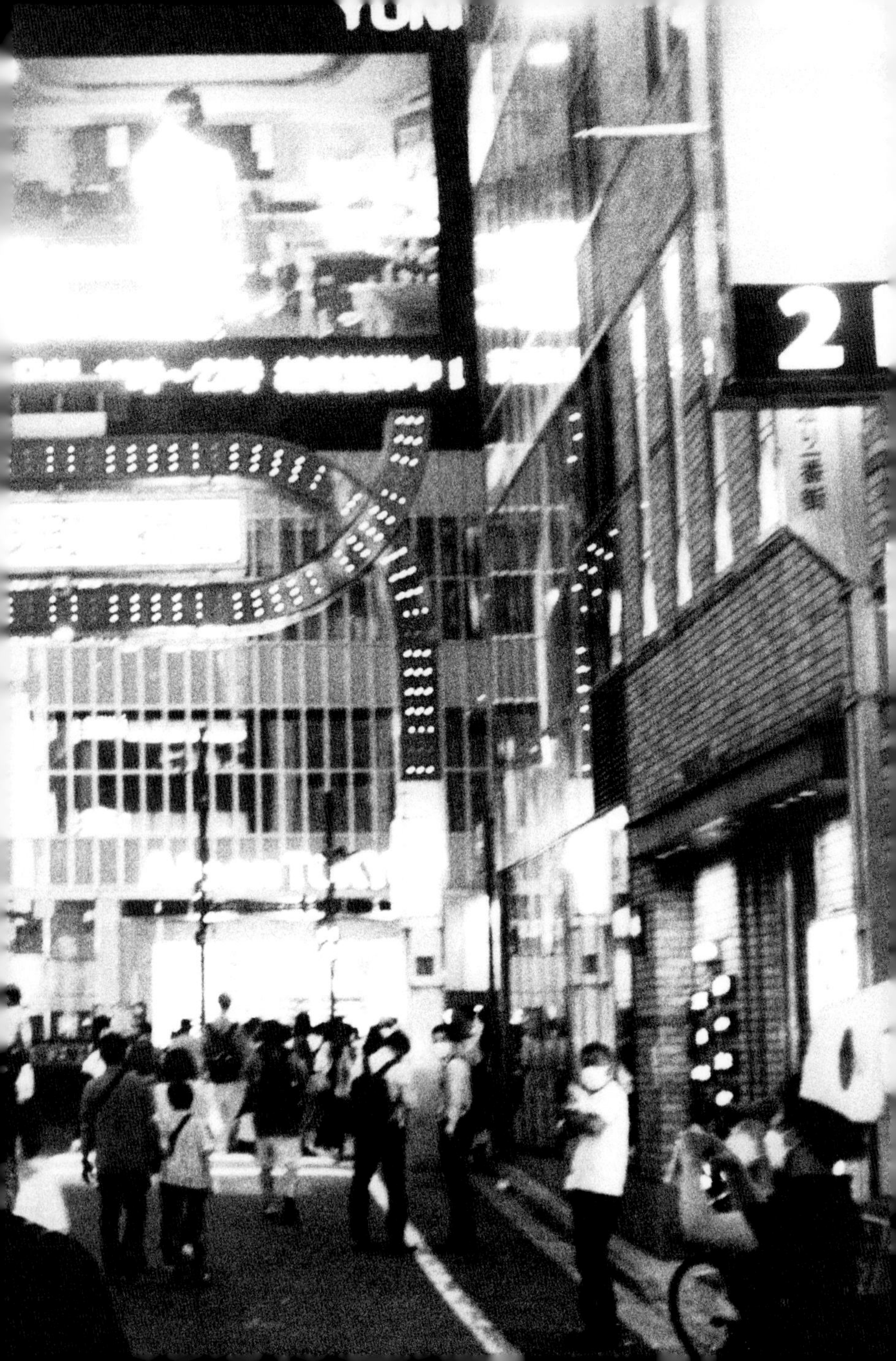

出ているということかな、と考えると、それではその人の特徴とは、とどこまでも堂々巡りになってしまう。

ここで逆に「らしくない」とはどういうことだろうと考えてみると、脳内で10～20代の女性が、白いシースルーのドレスを着て陣形を組んで踊りながら「らしくない」という曲を歌っている姿が思い浮かんでくるのは、私がNMB48という女性グループのファンをしていたからであろうが、試しにこの「らしくない」というNMB48の楽曲から考えてみる。

この曲の歌詞の内容をそのまま転記してしまうとJASRACという団体に怒られてしまう可能性が高いので、内容をかいつまんで説明すると(まあググってください)、つまり主人公の男の子は恋をしていて、普段はクールな俺なのに、冷静さを失ってキミのことを思うだけでも「情熱のドーパミン」が駆け巡ってしまうような状態だ、というようなことをずっと歌っている。つまり普段はクールなのに「情熱のドーパミン」が出てしまうのは、らしくない、と主張している歌なのである。

この「らしい」⇄「らしくない」の関係は、「ケ」⇄「ハレ」の関係である。普段(ケの日)は「らしい」私は、「情熱のドーパミン」が駆け巡るような危機(ハレの日)に瀕して「らしくない」行動をとる。とすると私の文章に対する「キミらしい」という評は、「普段のキミがよく現

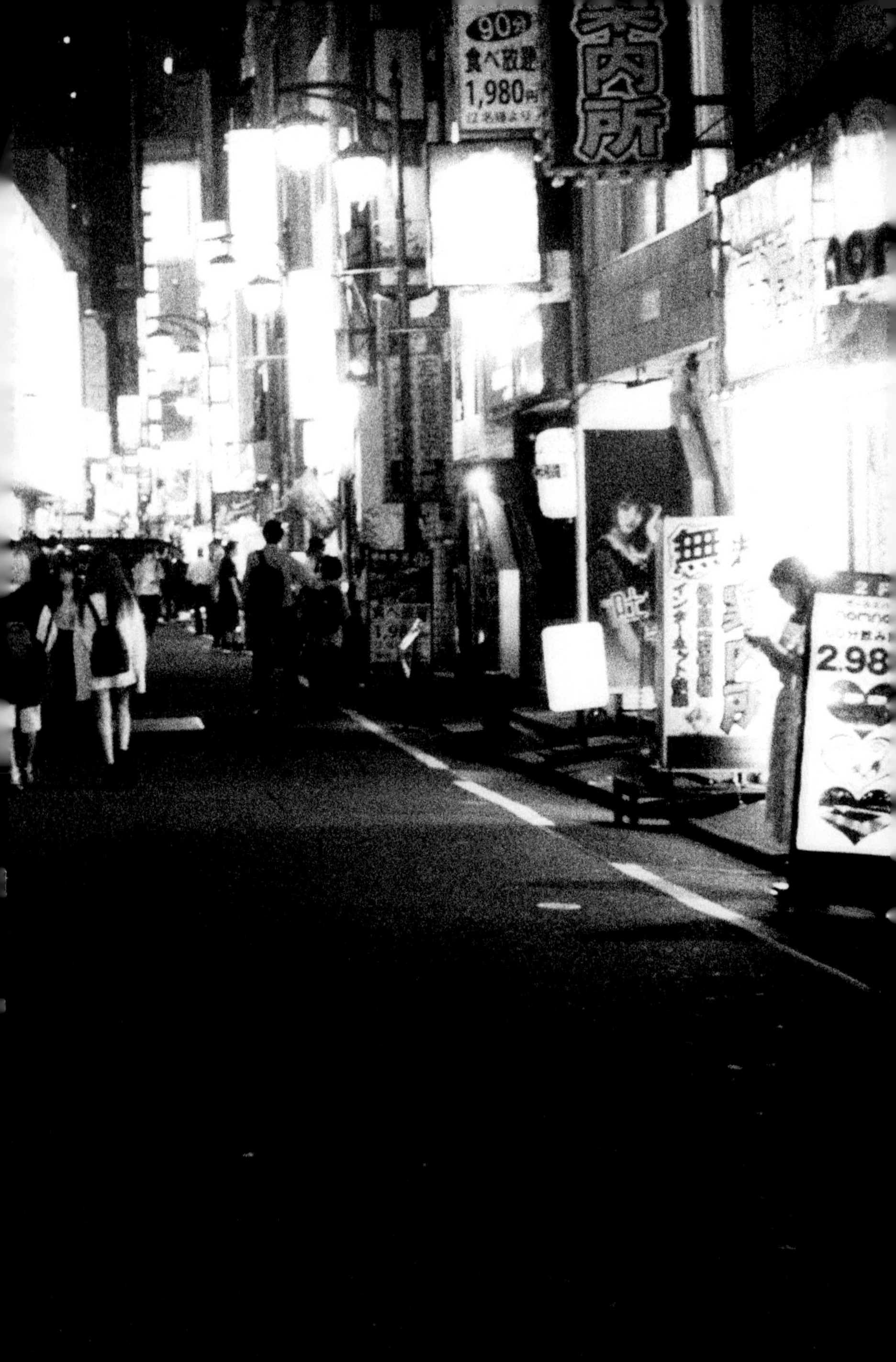

90分
1,980
無
2.98

れている」と言われたと捉えることができる。それは「安定のキミ」と言ってもいいかもしれないし、とにかくそこには肯定のニュアンスがある。

ところが、である。褒められて嬉しいのだが、「普段のキミ」というのは、その当事者である自分にはうまく認知できない。「普段ではないキミ」＝「らしくない」＝ハレの状態になって始めて、俺ってどうなってるの？ 情熱のドーパミンが駆け巡ってるじゃん、とその変化が知覚されるのではないかと思う。

なにか表現に関わっていると、「らしい」作品だとか、「らしくない」作品だといった切り口から他人に評価されることがしばしばある。そのときその「らしい」も「らしくない」も肯定・否定両方のニュアンスで使用されうるのだが、私は「らしさ」をもっと伸ばしたほうが良いと言われることが多く、よっしゃ、やったるで！ となぜか関西弁で思うのだが（NMBの影響だろうか）、結局私「らしさ」とはなんなのか、というところでつまずいてしまっていた。

しかし、ここまでの議論を振り返ると、「らしさ」は自分で気づけない。逆をいえば、他人は私の「らしさ」に気づいているわけで、つまり人に聞いたり、人の評価を気にすればいいわけである。

ここでいう人の評価というのは、世間カメラの話では

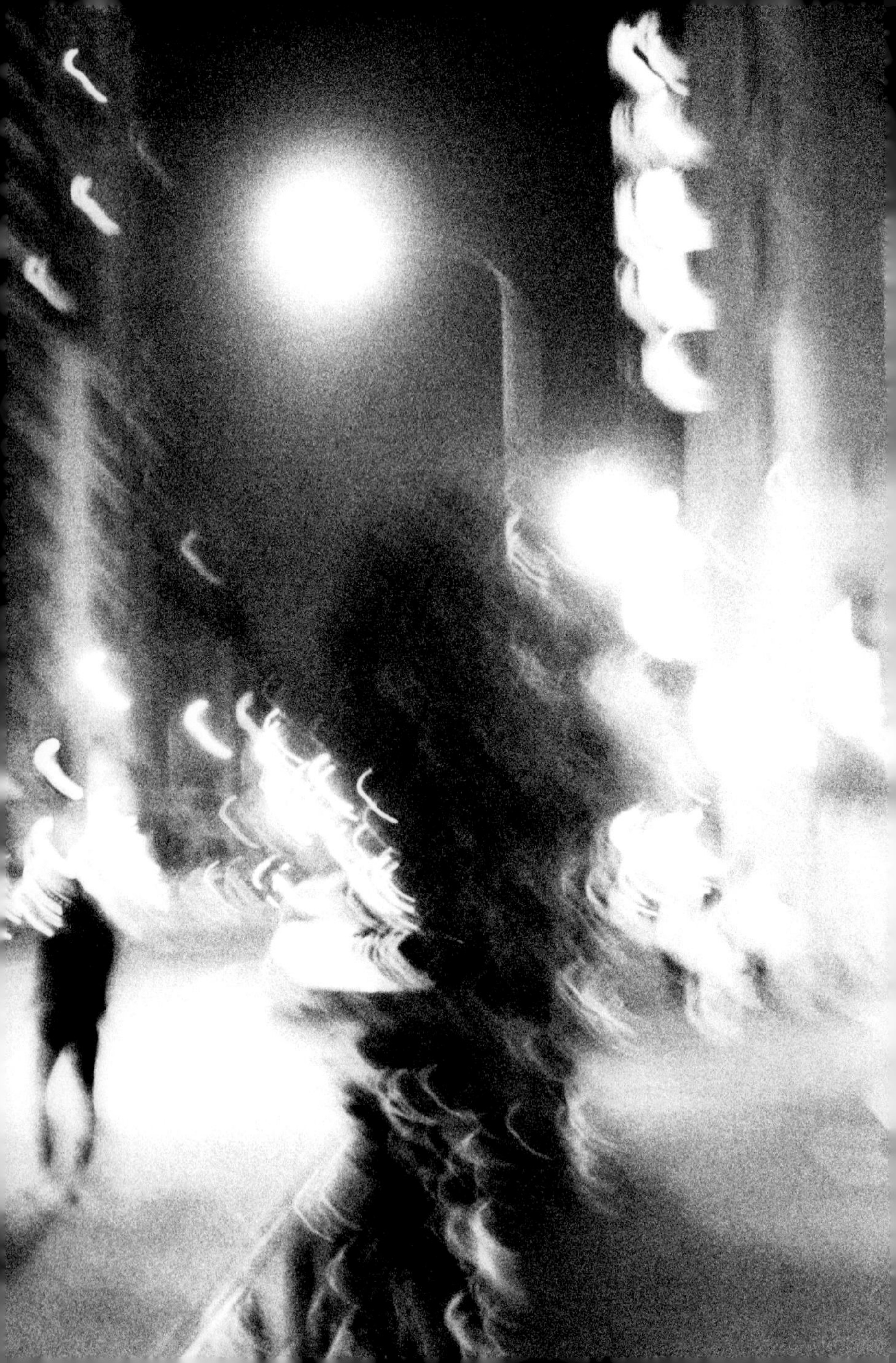

ない。世間カメラは、自らに対するネガティブな視線への反応である。その周囲のネガティブへの敏感さを逆転させて、周囲からのポジティブな視点に敏感になることで、自らの肯定的な「らしい」部分を知識として得ることができるはずである。

一方で、世間カメラを使って、否定的な「らしい」部分に敏感になることで、「手癖」や「悪いルーティン」を認識することもできる。これにより「いい意味で裏切る」などといわれるが、肯定的な「らしくない」表現を生み出していくこともできるようになるわけである。

今度は主客を変えて、私が人に対して肯定的に「らしい」、つまり「キミらしくって好きだな」と言うときは、どういうときか考えてみると、たとえばある文章なり、ある曲調なり、その人の表現の断片をみたときに、その人を構成するあらゆる要素がそこに詰まっており、かつそれが「本人のように」動いていると感じるときだなと思う。

抽象的すぎて意味が分からなくなってしまった。具体的にできる気がしないのでもっと比喩的にいえば、取り出した一文のなかに、本人が生きていると感じるとき、「らしい」なと思う。それは「このポイントがキミらしい」などと言語化不可能な、全体対象的な存在である。

さて、もう一度主客を転じて、「らしい」を伸ばすにはどうしたらいいかと考えてみると、なにかを表現するときに、偽者の自分が表現を乗っ取らないように、どこまでもまずは素直に表現するということを試みることなのではないかと思う。それに対して、外圧との関係で素直さを隠すという行為はあって然るべきだが（その隠し方にも「らしさ」はある）、その現れてしまう素直さこそが「らしい」ものであり、この輪郭を明確にしていくことこそが「らしさ」を伸ばしていくという行為なのではないかと思っている。

なにもかも諦めてばかりで情熱のドーパミンが枯渇してしまったのか、今回の投稿はなんだか抽象的な内容の話になってしまった。明日はもう少しウケのいい話を書きたい。

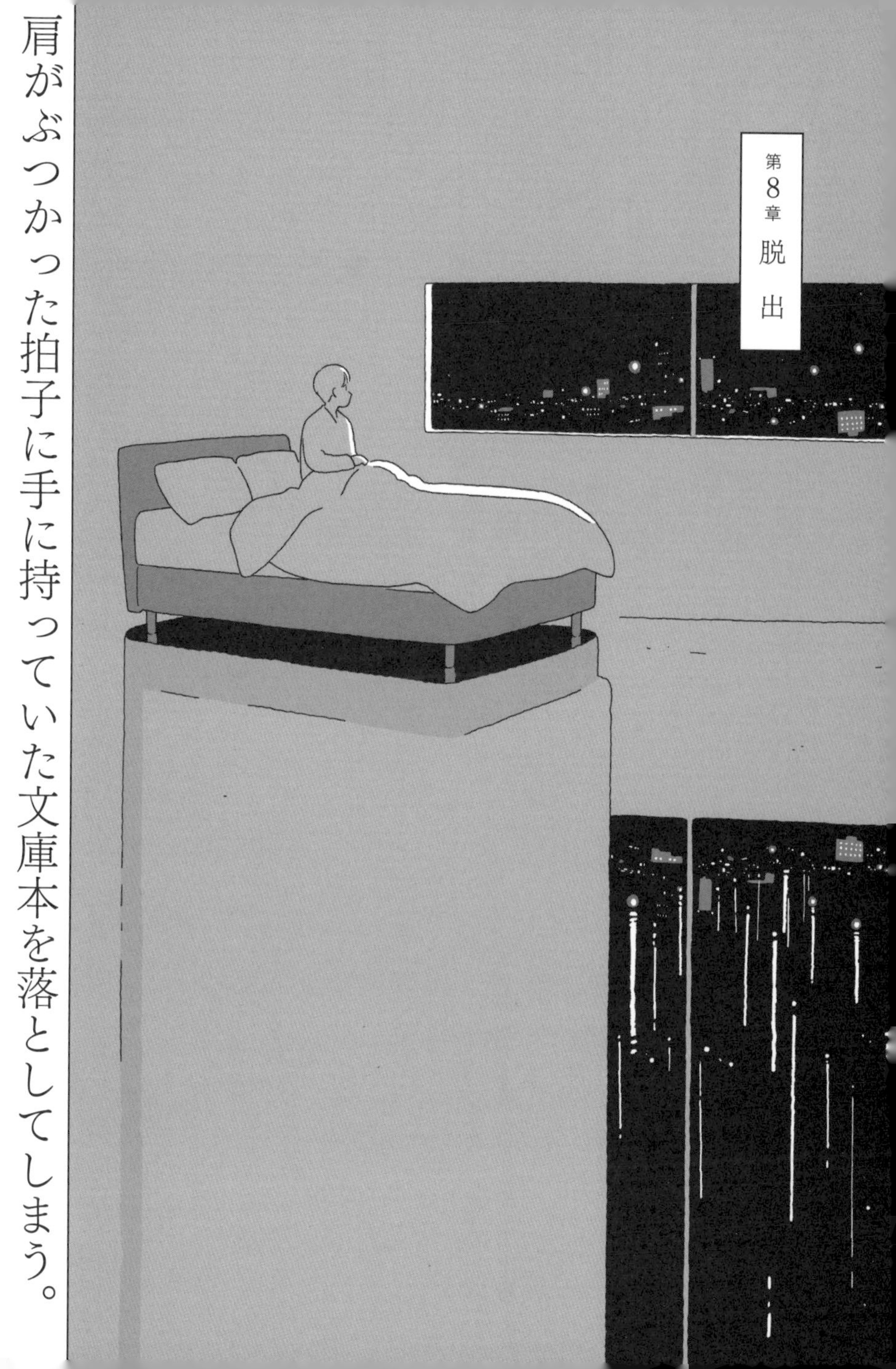
肩がぶつかった拍子に手に持っていた文庫本を落としてしまう。
第8章
脱出

革靴とヒールとスニーカーが通り過ぎるのを待ってから『脱走と追跡のサンバ』を拾う。

何千回目かの8月12日、新宿駅南口。駅のなかを歩いて西口に出てタクシーに乗り込み、市ケ谷の自宅まで帰る。途中でコンビニコーヒーを買って帰るのも最近は習慣になっていた。

「ホットのL」

南アジアから来たと思しき店員が素早い手つきで紙のコップをレジに置く。私にはお馴染みの彼だが彼にとって私は初対面だ。クレジットカードをタッチして、コーヒーメーカーにカップをセットしたところでいつものように入店のメロディが流れ、20代後半と思しき女性が入店してくる。彼女は通勤の雰囲気が充満している朝のコンビニのなかで、ひとり夜の仕事で着るような派手な黒い透けた服を着ている。実は私は過去のループで何度かこの人に声をかけてみたことがある。コンビニでひとり浮いている彼女がタイムループの鍵を握っているのではないかと思ったのだが、どうやらそうではないらしく、毎度疲れた表情で「あー、大丈夫です」とナンパ師を断るときの口調でスルーされてしまった。私のどこがナンパ師なのだ、こんな格好のナンパ師がいるはずないだろう、と思って、しかしナンパ師というのがどういう人なのか分からないので、実は私のような地味な格好をしている人こそナンパ師らしく、私が想像しているような池袋ウエストゲートパークみたいな格好の人はナンパ師ではないのかもしれない。

最近のお気に入りのすごしかたは、自宅でひたすら韓国ドラマを観ることで、いくら何千回も同じ日をループしているとはいえ、まだNetflixのアーカイブ上には観ていないドラマが無限にあった。このように膨大な映像が蓄積されているということから、もはやNetflixというのはタイムループした人が発狂しないようにつくられたのではないかという、私ひとりしか信じていない謎の陰謀論すら唱えたくなってしまう。

ちょうど昨日のループでひとつまた観終わったところだったので、今日はなにを観ようかと思いながらエレベーターで13階まで上昇、出て右に曲がってふたつ目が私の部屋である。置き配と思しき茶封筒が扉にもたれかかるように置かれてあって、なんか頼んだっけ、と思案して、その直後にハッとする。

なにかを頼むもなにも、これまで全く同じ時間に何度も帰宅していたのに、茶封筒が置いてあったことなど一度もなかったのである。急に背中が水を浴びたように冷たくなり、誰かに見られているのではないかと思って左右を見たけれども、誰もいないようだった。とりあえず鍵をあけ、茶封筒を手に持って部屋に入る。差出人は書いていない。開けたら爆発したりするんじゃないかとちょっと怖くなって、しかし今更なにを恐れているのだとも思う。ガムテープで閉じられた口を剥がして、なかを覗くと原稿のようなものが入っている。私は慎重にそれを取り出す。

解　題

と書いてある。答え合わせ？　みたいな意味なのだろうか。このよく分からないタイミングで、ループ脱出への努力をしていない私のところにタイムループの謎が明かされる原稿が届いたのだ。あるいは、何回ループしたら配達されるとか決まっ

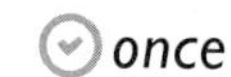

軌跡のアーカイブ

♡1

8月12日　23:55

いい文章が書けるときは、書くことに没頭してしまう。没頭して書けること自体は良いのだが、ときどき悲劇が起きる。誰もが経験があるだろう。保存する前にパソコンがフリーズしたり、ソフトが突然落ちたりして、せっかく書いた素晴らしい（はずの）文章が、全て消えてしまうのだ。

慌てて復元できる方法がないか、まずググる。もう何度もやっていて、無駄だと知っているのに何度でもググってしまう。そして1時間くらいネットサーフィンをしたあと、無駄な努力だったと分かる。絶望して叫びたくなる、でも叫ばない。隣家の人に警察を呼ばれてしまう可能性があるからだ。

なんとか記憶があるうちにもう一度文章を復元しようと

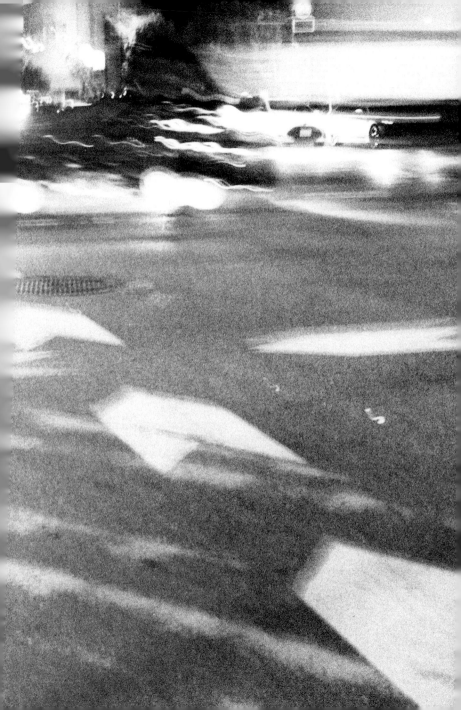

試みる。しかし、そこに現れた文章は、常に最初よりもいまいちである。消えちゃった後のほうがいいものが書けたわ、などということは通常ない。いやあもっとなんかいい感じだったんだけどな、などと不全感を抱いたまま終わってしまう。

消えてしまったものを復元するときに限らず、文章の修正をするときは常にいまいちになる。1回目は、自分のなかで文章を書くリズムができている。そのリズムに合わせて文章を書いていくだけなので、少なくとも自覚的に淀みがないいいものが書けた、そんな気がするのだが、修正するとどうもそこに淀みができてしまう。

だから、あえて最初から書き始めたほうが、いい文章が書ける感じがして、結局全部消してしまう。

矛盾している。だって、全部消えてしまった後に書く文章はいまいちなのに、修正がうまくいかなくて全部消した文章はいいというのはおかしいではないか。どちらも白紙の状態から書いているわけであって、なにが違うのだと。

それが違うんだな、と思うのは、アクシデンタルに消えてしまった文章を最初から書き直すときは、復元が主な目的になっている。それは、過去の自分をなぞる行為であり、たった今、自分に流れているリズムに忠実ではない。そこには「たった今」と「過去」で波長のずれが生じている。一方で、全部消して書き直すときは、似たようなことを書くにせよ、新しい文章を書くことが目的になっているので、たった今のリズムで書くことができる。

たった今のリズムに忠実に文章を書いていくと、もちろ

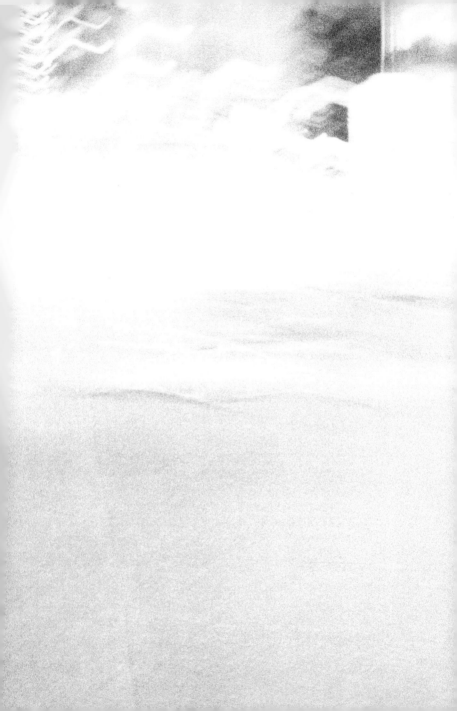

ん書く内容に本筋があるので、その内容は書くのだけれども、本筋の肉付けとなる部分の文章には、たった今の自分にしか書けない要素が詰まっている。

文章を書くというのは、とんでもなくどデカい脳内のアーカイブから、エピソードなり、語彙なりを引き出していくことである。アーカイブのどの棚から言葉が選ばれるかというのは明らかにその瞬間瞬間で変わるものであり、何度やっても全く同じ文章になってしまうなどということは通常ない。

今私は文章について話したが、もちろん会話についても同様である。

転じて、一回一回の診察というのも、前回の流れを意識しすぎないほうが、うまくいったりすることもある。

当然「前回私がこう言ったから、あなたはこうしたんですね」みたいなことは言うことはあるわけだが、「前回私がこう言った」というその「こう言った」が妙に遠いというかぎこちなく、出来立てのスンドゥブに萎びた野菜を入れようとしているような気になってしまうことがある。

ちなみにスンドゥブが唐突に出てきたのはたった今まで韓国ドラマを観ていたからであって、これがお洒落な洋画だったら「スープに萎びた野菜を」などと言っていたかもしれない。それだけで想起される光景は全く変わるだろう。

話を戻せば、私は努めて毎回ゼロから診察するようにしている。もちろん5年通っている患者さんに「ええっと、どなたですか？」から始めるわけではない。都度「たった今」の自分にしかできない言動でもって診察の雰囲気

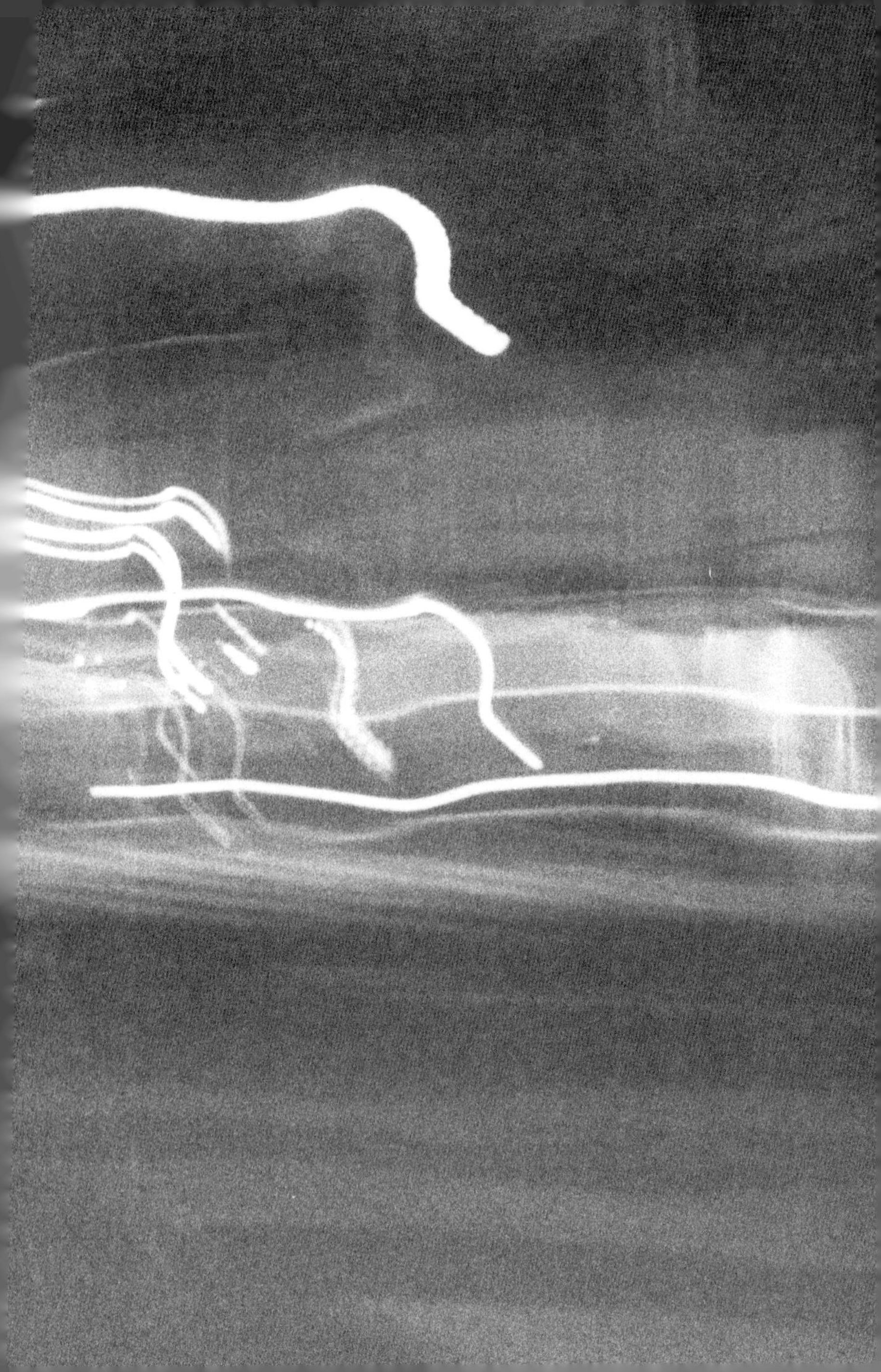

をつくっていきたいと思っているという意味である。

そう、記憶喪失になるわけではないのだ。いや、記憶喪失になったとしてもたぶん関係なくって、ある時間を通過したこと、そこでなにかをしたこと、言ったこと、見たこと、聞いたことは、全て自分のアーカイブに堆積している。

だからこの文章が全部消えてしまっても、私のなかにはこの文章を書いた軌跡が感覚として永遠に残る。それは悲しいけれど、一度書けたようなことはまた書けるし、一度全部捨てたあとから立ち上げる文章のほうが私は気に入ることが多い。これは、個人的な感想であって、人がどう思うかは分からないのだけれども。

さて、こんな書き出しからこの１回限りで消えてしまう連載をはじめてみる。なぜはじめるのか。それは時間が膨大にあるからである。ある日から私は同じ一日を繰り返すようになった。来る日も来る日も、どう努力しても朝目覚めると2024年8月12日８時30分に戻っている。同じ毎日を繰り返すなかで、やるべきことはすぐ尽きた。どこに行って新しい体験をしても、結局変わらないのだと思うだけで意味がないような気がしてくるし、かえって虚しさが増してくる。

自分について振り返っているときだけが、なにか意味があることをしているような気がしていた。古い写真を見たり、昔の携帯を開いてメールのやり取りを見返したりすることが楽しくて、忙しさにかまけて自分について考えるということをしてこなかったなと気がつく。昔書いたレポートや文章を読むのも楽しくて、オンラインストレージの過去フォルダを漁っていたら、3年前の日付で明らかに書いた覚えのない「偽者論」という書籍の原稿が出てきた。書いた覚えがないのだから、誰か別の人が書いたとしか思えないが、いかにも私が書きそうなことを書いている。

その原稿のなかでも、私はタイムループをしていた。ということは、私は定期的にタイムループをしているのだろうか。でも、そうかもしれない。同じような日々から脱け出せても、また別の形で同じような日々を繰り返すことがしばしばあるように、タイムループだって脱け出してもしばらくすると、またはまってしまうものなのかもしれない。

今のところタイムループから脱け出せる目処は立っていないから、この文章も一日が終わったら消えてしまうのだけれども、私がこれを書いたという記憶は、私の身体に永遠に残る。だからまた明日は明日の文章を書く。私は書いて書いて、なにか自分について分かるまで、ずっとこの一日を書き続けるのだと思っている。いつかここから脱け出して、一生残るものを書けるようになったときにも、今日ここで書いた文章はきっと復元しない。それでも私は私の堆積からまた新しい文章を書いていけばいい。

なんとかギリギリ書き終わった。もうすぐ0時になる。全く同じような、でも違う一日を私は迎えようとしている。

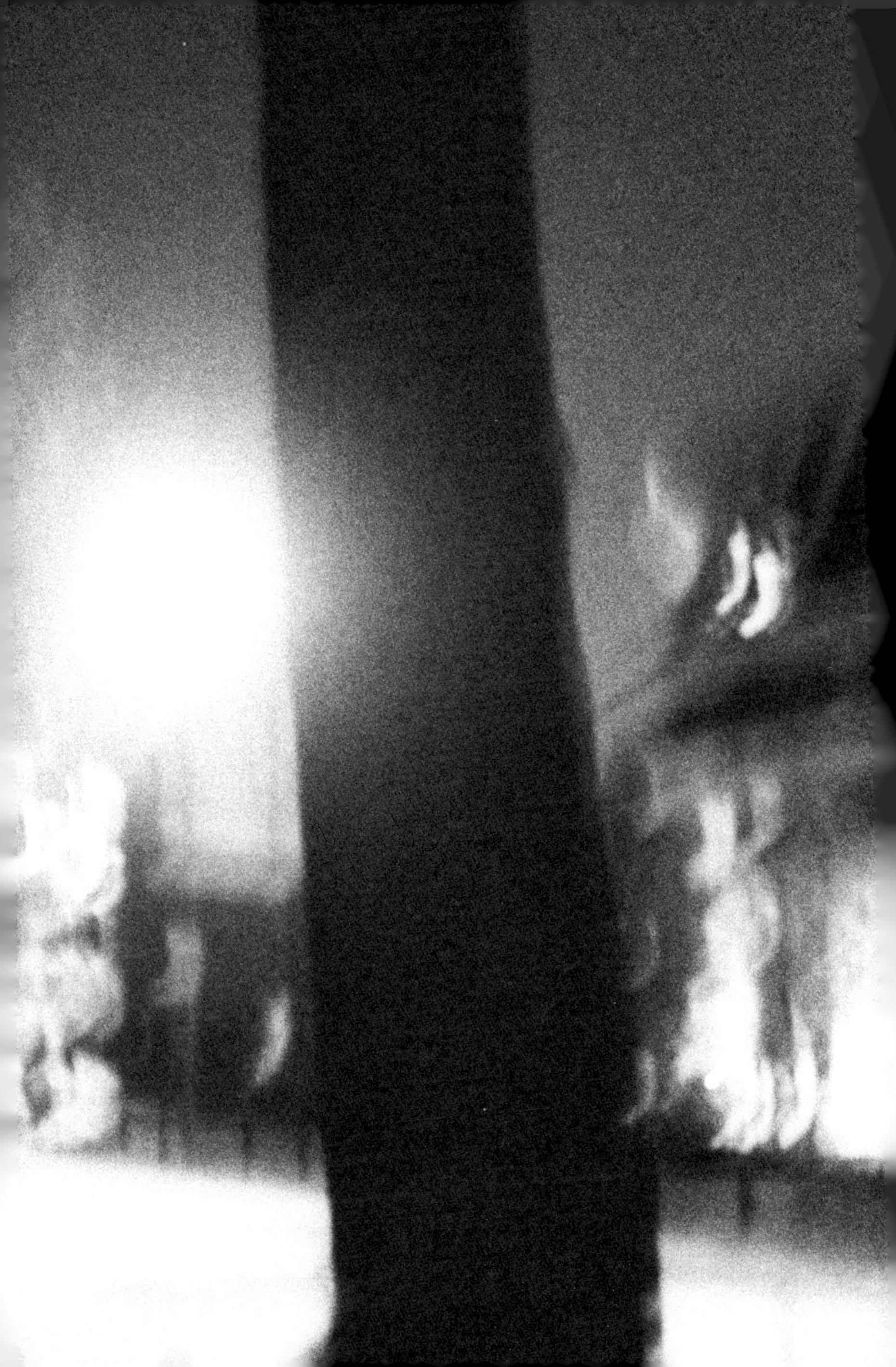

あとがき

他の人の書いたもののコピペでない限り、文章を書けばそこには「私」が現れてしまう。語の選択、句読点の位置、一文の長さといった文章の形式もそうだし、論文や論考などであれば、主張や文献の選択・引用に「私」の身振りは現れるし、小説であれば登場人物の思考や言動に「私」の反映がみられる。これは私小説に限った話ではもちろんない。私小説かどうかという問題は、「私」の反映を薄くしたり、ぼかしたり、はっきりさせたりする濃淡の手つきについての問題と考えている。

本文でも述べたが、本書も、当然そのような意識的／無意識的な手つきの堆積の上に公開されている。私は最初に、「私と、私に似たクラスタ」についての特徴を5つ取り上げた。「私」についてではなく「私と、私に似たクラスタ」について紹介したのは、露出を加減する手つきにほかならない。つまり、私のこととしてなにもかも書いてしまうと、これはただの赤裸々な暴露本になってしまう。あるいは、当事者研究という体裁を仮にとったとしても、心のなかのことというのは、フィルターをかけずに公開してしまうと必ず露悪的なものとして表現されてしまう。

それを防ぐために、物語があったり、パラレルワールドの私が出現したり、学術的考察があったりと、フィルターを纏うことでその露悪さは表現として中和されるわけだが、正直なところどうなのかと自分にどこまでも問うてみれば、内面を公開したい、もう少し噛み砕けば、人に私を知ってもらいたい、という本能的な欲求が primary なものとして奥底には存在している。

少なくとも私の書くものにおいては、なにかを表現し公開するというプロセスには、必ずこの構造が内在している。そこでは、見せたい欲求（露出）と隠す手つき（擬態）のせめぎ合いが常に存在しており、この見せる中身にも、隠す手つきにも私がはっきり現れてくる。

さて、そんなプライベートなものが、どうしてパブリックなものとして受け入れられるのか、と考えてみると、ふつうはある媒体のコードに沿って表現されるから、と説明できるかもしれない。

たとえば、いかにも論文的な論文は、読んでいて「これは論文だ」と分かるし、ほとんどの論文は小説と誤認されることはない。これは小説においても、詩においてもまあ同じといえば同じで、広義のその媒体特有のコードを踏まえているからパブリックなものへと昇華できるのだと思う。

一方で、これは本当に○○なのか？と議論になる表現物というのは必ずある。私は詩の界隈にいるので「これは詩なのか？」といった問いをしょっちゅう見る。そういった詩集は、たいていとても斬新で優れているのだが、現代詩、といってその界隈の人がなんとなく共有しているコードのようなものを、微妙に外していることが多いように思う。まあそんなコードなどくだらないわけだが、くだらなくても共有されているなんとなくのコードというのはやはり存在はしている気がして、それに則って書かれていれば出来不出来はともかくとりあえず詩になってしまう、みたいなことはあるだろう。

つまり見せたい欲求を、媒体のコードが抑圧し、それにうまく擬態できたものがパブリックなものとして認定されるわけで、その擬態の手つきには、露出を隠すというプライベート用のものと、コードに則るというパブリック用のもののふたつが存在している。

パブリックへの擬態がうまくできず業界のコードに乗れないとき、その表現物は怪しげなるものとして警戒されるわけだが、実際にはとても強い力を持っていることが多い。

急に「強い力」などと語彙に乏しいことをいってしまったので明確化してみたいが、どうも、コードを通していない分、あるいは、パブリックのための擬態という意識が薄い分、ダイレクトにそのプライベートなものが、読んでいるこちらの受容体に結合してくる感じがするのである。私の個人的感想にすぎないが。

個人固有の、見せたい欲求と、隠す手つきの交互運動が、可能な限り媒体に抑圧されてAs if 的な性格を持つということがないようにすることで、プライベートなものはプライベートなままで、パブリックになることができるのだと思っている。

そういう意味で本書は散文で書かれた書物という特徴はあるが、それ以外のコードからは結構自由に書いたつもりでいる。金原出版から出ている都合上、いっけん医学書と思われるかもしれないが、お読みいただければ分かるように本書の対象はもっとずっと広い。抑圧を歯牙にもかけず、遠い誰かの受容体に本書が結合できたら良いなと空想している。

2022年8月 吉日

尾久守侑

『タメロ考』（161頁）は『群像2021年12月号』に寄稿した随筆をもとに加筆・修正して掲載した。

尾久 守侑（おぎゅう・かみゆ）
1989年東京生まれ。精神科医、詩人。横浜市立大学医学部卒業。現在は慶應義塾大学医学部精神・神経科学教室に所属。詩集に『国境とJK』『ASAPさみしくないよ』『悪意Q47』（思潮社）。医書に『器質か心因か』（中外医学社）、『サイカイアトリー・コンプレックス 実学としての臨床』（金芳堂）など。『群像』2022年7月号（講談社）に初小説『天気予報士エミリ』を発表。第9回エルスール財団新人賞〈現代詩部門〉受賞。

ISBN978-4-307-10221-6
C3047 ¥2200E
定価2,420円
（本体2,200円＋税10%）

9784307102216

1923047022004

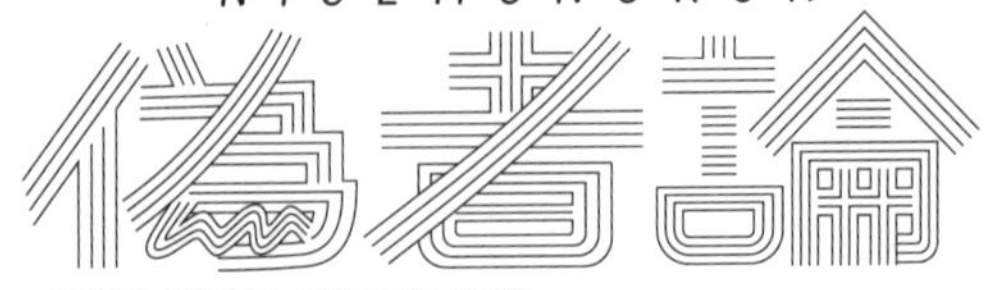

2022年8月12日　第1版第1刷発行

著　者　尾久 守侑（おぎゅう かみゆ）

発行者　福村 直樹

発行所　金原出版株式会社

〒113-0034　東京都文京区湯島 2-31-14
電話　編集（03）3811-7162
　　　営業（03）3811-7184
FAX　（03）3813-0288
振替口座　00120-4-151494
http://www.kanehara-shuppan.co.jp/

ISBN 978-4-307-10221-6

印刷・製本／（株）加藤文明社
ブックデザイン／吉岡秀典
（セプテンバーカウボーイ）
イラスト／植田たてり
写真／吉岡秀典・中島りか・中立稔生

ていたのかもしれない。明日、仕事に行くのかと思うと、不思議とそれを読みたくないような気がしてくる。困ったものだ。

コーヒーを飲みながら、ページをめくってみる。ゲームマスターみたいな人が、ふっふっふ、ここまでよく耐えた、しかし、私の最後の謎が分かるかな？　みたいな口調で謎解きをしているのかと思ったのだが、全然違って、私が千回くらい前のループで書いていた原稿を学術的に説明しようとする文章だった。

一体誰がこれを書いたのだろう。内容は、偽者クラスタをスキゾイドと考えるというもので、私はスキゾイドに詳しくなかったので内容が合っているのかどうかは検討できなかったのだが、けっこう面白かった。確かに偽者クラスタをスキゾイドと考えると、いろいろと納得のいく部分が多いかもしれない。

しかし、腑に落ちない部分もある。私は原稿を書いて、偽者クラスタ、ないしは私がスキゾイドだとか、そういうことを言いたいわけではなかったような気がしている。そこから考えてみる。

偽者クラスタに相当する人というのは、これはそれなりに数としてはいるのでははないかと思う。もともとそういう特性の人というのもいるかもしれないが、この「解題」で書かれていたように、時代との関連があるのかもしれない。

私があげた5つの特徴全ては満たさなくても、結構満たすなあとか、これ分かるなあとか、そう感じる人でいえばもっといるかもしれない。「世間カメラ」「周波数」「距離」「擬態」「諦念」などと分かりづらい言い方をしているが、要はそれぞれ「周りを気にしすぎる」「調子を合わせすぎる」「親密になるのが難しい」「普通ぶってしまう」「先回りして諦めてしまう」ということであり、ひとつひとつはそんなに特殊な特徴という感じではないだろう。

逆にいえば、偽者クラスタに該当していても「私はこの5つの特徴はあるけど、もっと私に特徴的な『逃亡』という特徴があります」とか『『十五夜』という特徴があります」『『将軍』という特徴があります」とか、いったいそれはなんなのだと尋ねたくなるような特徴が別にあるかもしれないわけである。

そうすると、やっぱり私から抽出がはじまったこの偽者クラスタは、あくまで私の中心的5課題なのだと思う。「私」から抽出した特徴を、他の人にもあるかどうか確認する、という方法は、以下の概念図をみると少し分かりやすいかもしれない。

冒頭にも少し述べたように、人は見たいものを見てしまう性質がある。だから、私が私と同じ心の動きを持つ人を探すと、上記のようにその部分だけを切り取ってみてしまうことになる。

これは、他人Ａ～Ｃの人たちについても同様で、たとえばこの文章を読んだ他人Ａは、５つの心の動きが自分にもあることを確認し「まさに私のことだ」

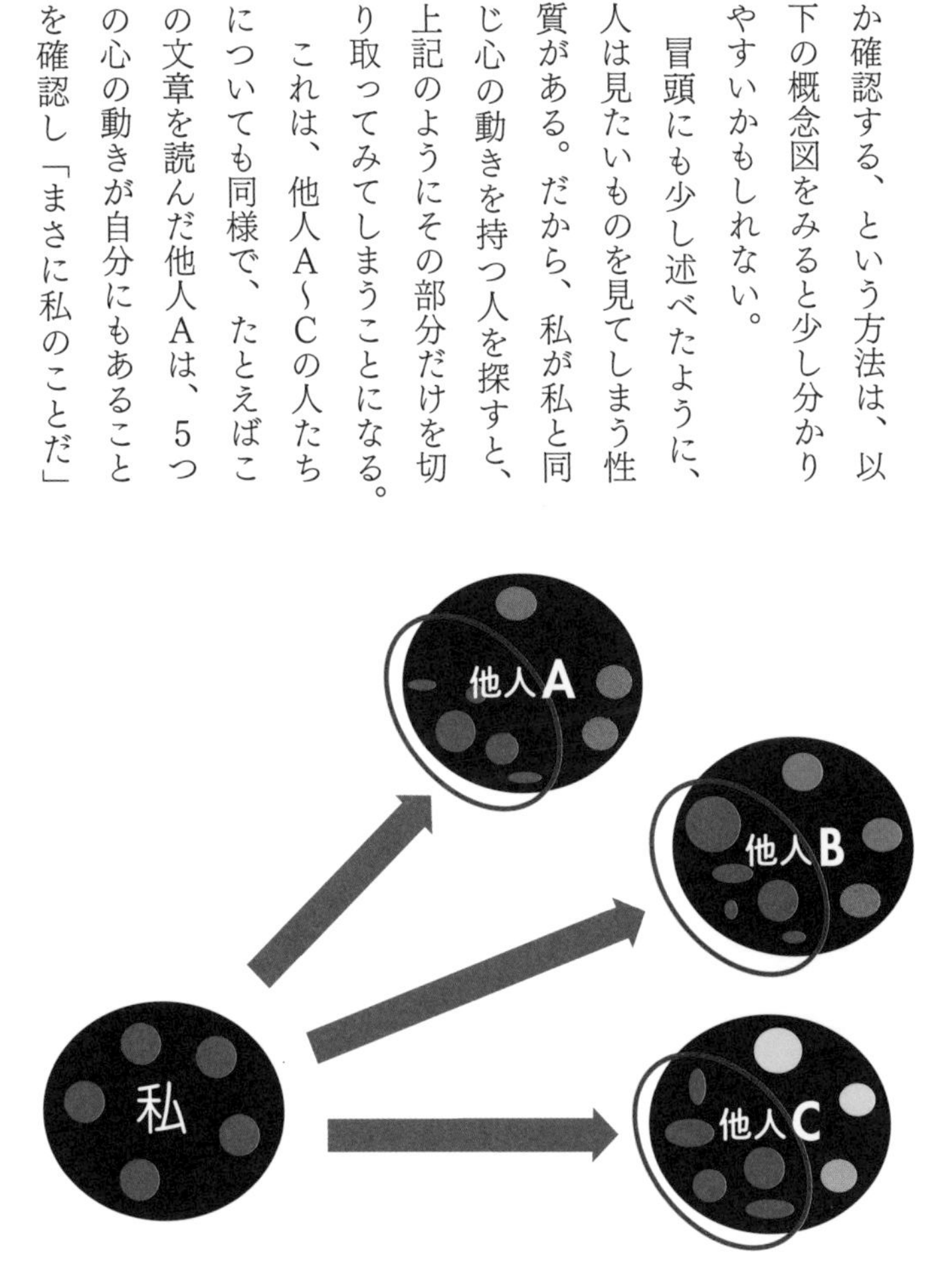

と思うかもしれない。しかし、他人Aにとって中心的な心の動きは、オレンジの丸かもしれないわけである。

スキゾイドで私と偽者クラスタを説明する、というのも、これと似たような作業である。そもそも、スキゾイドという理論も、ある視点からある一群の人たちをみたときに構築されてきたものであり、ある人の全てを表しているとは言い難い。

もう少し話を広げてみれば、これは「発達障害」とか「統合失調症」といった病名にも当てはまる。当然、その病的な要素、特徴的な心の動きというのがあれば、そのように診断されうるものなのだが、診断をすること、上記でいえば赤丸で囲うことで、そのほかの色の丸というのは本人にも他者にも見えづらくなる傾向がある。

じゃあそんなことしなければいいじゃないか、と抗議のひとつもしたくなるが、それでも診断やある鋳型といった視点が存在しているのは、その視点しか得られないその人の顔が見えてくる部分があるからである。

たとえば世間カメラ。周りの人がどう思っているか気になって、身動きがとれない、という文章を読んだ人は、自分にもそういう要素があるかな？と思いを巡らせるだろう。それでもって、ああ確かに自分にもあるなとか、自分にはないなとか、あるようなないような気がするな、とか考える。これは「世間カメラ」という軸でもって自分を見つめ直すことと言い直すことができる。

他人についても同じことがいえて、あの人は「周波数」を合わせる人だろうか、という視点で人と話すと、その人のこれまで見えてこなかった一面が見えてくる。

たとえば臨床医は、こういう視点を複数持っていて、患者を診るときにほぼ無意識に行っている。下腹部痛の若い女性がきたらその瞬間に自然に「虫垂炎」「腸炎」「卵巣捻転」「尿管結石」「ＰＩＤ」といった疾患がばばばばばっとグラデーションをもって脳内に出現し、この人が「尿管結石」だったらどうだろうか？今の状態に見合っているか？といった思考をそれぞれ一瞬でしていき、可能性の重みづけをしている。

ただそれは、すでにある程度客観性があるとされている視点を使って人をみるというやり方である。今回私が試みたのは、客観性の保証のない、私の主観的な５つの心の動きが、他の人にも当てはまるかどうか、ということだった。しかし、前述したように、他の人には他の人で、もっと重要な別の心の動きがある可能性があるわけである。そうすると、私がしたことは以下の図のようになる。

図の、青で囲った世界について私は考えたということになる。この青で囲った世界をスキゾイドと比較したり、読者が「自分にも当てはまるかな?」と考えているというのが今の状況である。

では、この青で囲った世界はなんなのだろうか?

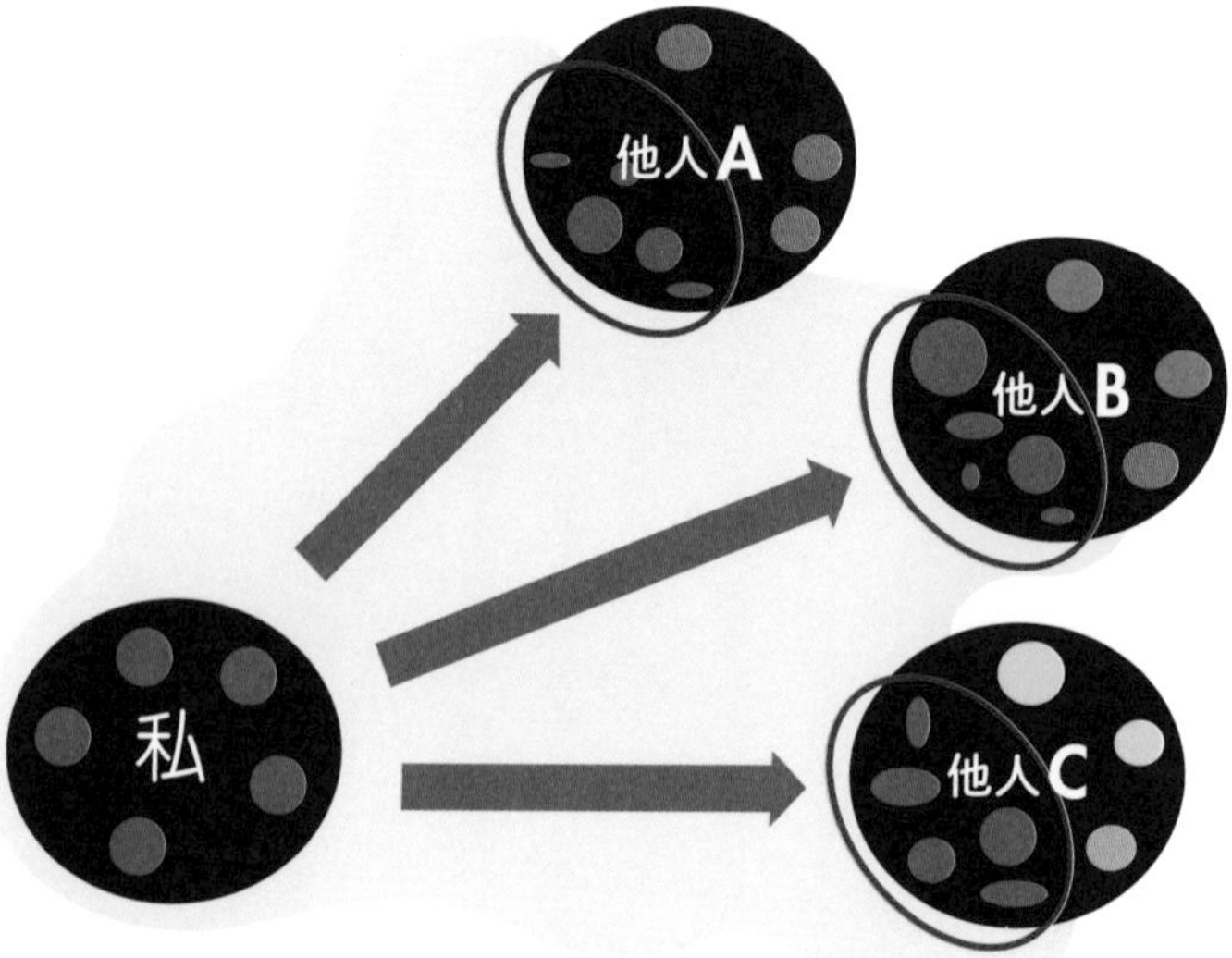

単純に考えてみると、この青は私の世界である。しかし、ただの私の世界ではない。「個人の体験や感覚もまた事実であり重要である」ということが言いたいだけであれば、青で囲った世界について考える必要はなく、私の体験や感覚についてだけ語ればよいからである。

青で囲った世界はそうではなく、私個人の体験や感覚といった内的なものが、外側から見るとどのように映っているかということを、他者を鏡としてまず推測し、その推測した像を頼りに今度は私が他者の立場に反転して、「医師がある特定の類型を同定していく手法」を使って、私と同質の「内的なもの」を持っていると思われる人を集めた世界である。

まわりくどい言い方だったかもしれないが、つまりこの「青い世界」とは、私と「私に似ていると私が思っている人」の世界である。

私の体験や感覚について直接書かずに、このような遠回りな「青い世界」を書いたのには、今振り返ってみるといくつか成因があると思う。

ひとつは、可能な限り私性を薄めたいという感覚があったことだ。私は当事者であるとともに精神科医であり、精神科医であるということは当然私が受け持っている患者が存在している。患者からすれば、中立な姿勢を診療場面では崩さない自分の主治医が、当事者としてのリアルな言葉を述べ始めたら、生々しすぎるのではないか、傷つけるのではないか、という危惧が確かにあった。そういう意味で、あくまで「医師の診断の技術」を用いて対象者を絞ったという過程が、私が本書を公開するために必要な手続きだったといえよう。

もうひとつは、可能な限り外的な妥当性を保証したかったということがあるように思う。当事者研究は誰がやってもいい、とはいえ、商業出版に載せて発刊できるような書籍であれば、ある程度その内容を保証する外的な妥当性が必要になる。たとえば、哲学を専門としている人の当事者研究であれば、その考察は哲学という学問に裏打ちされたものとなり、その強度が出版に耐えうるかという点が重要になってくる。その点、私の専門は臨床医学であり、臨床医学という専門性を発揮するためには、患者の側に立っていることはできない。当事者としてなにかを語るのに、治療者の側に立たないと専門性が発揮できなかったのである。

さて、「青い世界」について考えるということは、そのまんまだが、自分に向き合うということに他ならない。特に、本書に記したような「青い世界」は、自らのいちばん弱いところであり、いつまでも脱け出せないタイムループの発生源である。

タイムループモノの主人公は、どうしてタイムループが発生したかはたいてい最初は分からない。ループに向き合い、このループではこれ、次のループではこれ、とひとつひとつ謎解きをしていくことで、タイムループの原因について思い当たり、最後には脱け出していくのである。

克服せよ、というような教条的な話ではない。タイムループを断ち切るべきか、永遠にタイムループをしながらもループなりの人生を歩んでいくかは本人が決めることである。

しかし、当然みんな何度も諦めては取り組んでの繰り返しだけれども、それでももう一度ループからの脱出を試みるのであれば、まずは自分の「青い世界」について、それぞれが、それぞれのやり方で、しかるべき時期に、考えるしかないのではないかなと思う。私の場合はこの歳で、こういうやり方だったというだけだ。

タイムループモノにはもうひとつお決まりがある。それは、過去に同じタイムループに巻き込まれた先達だったり、なぜかそのループの秘密を知る者だったり、一緒にループする仲間がいて、そういう人の助けを得ながら脱出していくというプロットである。

つまり、自分の「青い世界」を知るのに、別の人の力を借りるという手がある。それは、どういうやり方をするかによるので、全く一般化したことはいえないが、たとえばなにか芸事の稽古をしている人だったら、その芸事のなかに出現する「青い世界」を、師匠とすり合わせていくことが、これに相当するかもしれない。

自分の考える範囲内の「青い世界」は、あくまで自分の考える範囲内にしかないのであって、本当にループから脱け出すには、ループを脱け出す手助けができる、他人とのすり合わせが必須だと思う。

さて、第0章の話にもう一度戻ろう。

この本には、「ふつうにみえるけど、自分を偽者と思っている人」の当事者研究という意味合いがあった。「ふつうにみえる人」というのは、これまでの文脈からすれば、「擬態」する人ということになりそうだけど、必ずしもそうではない。最初の意味は、外からは「異常」が見て取れない「健常」人のなかにも固有の傷つき＝タイムループがあるという話だった。

そのなかのひとつとして偽者クラスタ、転じて私の「青い世界」をここに記したわけだが、これは、無数の「ふつうにみえるけど、自分を偽者と思っている人」の世界のごく一部が公開されただけにすぎない。しかし、私はこれでいいと思っていて「ふつうにみえるけど、自分を偽者と思っている人」の全貌や、パースペクティブを可視化するといったことは望んでいない。これを読んだ、相対的には弱くない「ふつうにみえるけど、自分を偽者と思っている人」が、それぞれの固有の偽者論について考えるきっかけになれば嬉しいなと思う。

本書は「私」の「青い世界」について書いているが、「あなた」の「青い世界」について、「あなた」が思いを巡らせるための本である。

ひとしきり考えていたら、もう23時を過ぎていた。電気を消して布団に入る。

ひょっとして、と思う。これが最後のループなのではないか、そんな期待と、まあでも結局違うんだろうなという諦めが同時にやってくる。目が覚めた日がどんな日か分からない。それがまた同じ一日でも、新しい一日でも、私の意識は更新し続けているのだ。そうである限り、眠ってしまうのは怖いことではない。

念のため、と思ってスマホで起床時刻を7時にセットして、冷房をタイマーにする。何千何百何十何回目かの今日が終わって、私は目をつぶった。